ſorte un Défi public qui m'a été fait par M. *Bertrand*, & dont je dois me faire raiſon. *Prévoit-on qu'on ſera forcé de ſe taire*, dit ce prétendu Médecin ? *Il eſt tres-prudent d'annoncer qu'on ne parlera plus.* Je vais faire voir à M. *Bertrand*, quel qu'il ſoit, qu'il eſt encore bien éloigné de pouvoir me réduire au ſilence.

Avant que d'entrer en matiere, il eſt bon de ſçavoir à qui je réponds, & c'eſt un fait à diſcuter. M. *Bertrand*, qui s'avoue Lépreux, & qui ſe dit auſſi Médecin, qualités très-compatibles chez lui ; cet homme que la reconnoiſſance met au-deſſus des préjugés & des égards qu'un homme public ſe doit à lui-même ; qui croit que l'honneur d'un Médecin ne dépend pas de ſa conduite, puiſqu'il traite de *bagatelles* des maladies que les autres hommes cachent avec le plus grand ſoin ; cet Ecrivain qui par ſentiment & par le devoir de ſon état ſe croit obligé *de propager la connoiſſance des découvertes d'autrui ;* qui s'offence d'être ſoupçonné, par la chaleur de ſon zèle, d'intérêt & de colluſion ; enfin ce généreux Defenſeur qui prête ſa plume à M. de *Torrès*, pour lui donner le tems de guérir les Malades que j'ai manqués, eſt M. de *Torrès* lui-même : en voici la démonſtration.

Auſſi-tôt que parut le premier Ecrit de M. *Bertrand*, je conſultai le Tableau de la Faculté de Paris, pour m'aſſurer ſi en effet il y avoit deux Médecins de ce nom. Je connoiſſois de réputation M. *Bertrand*, Praticien célébre, & homme reſpectable ; je ne vis que lui ſur la liſte. Je ſoupçonnai M. de *Torrès* de s'être caché ſous le nom poſtiche de M. *Bertrand* le Lépreux ; mais comme il pouvoit ſe trouver quelque Médecin de ce nom dans d'autres Facultés du Royaume, je crûs devoir à toutes fins répondre au nouveau *Bertrand*, quel qu'il fût, & je me contentai de faire entrevoir mes juſtes ſoupçons ſur ſon identité avec M. de *Torrès*.

A la lecture du ſecond Ecrit qui porte le nom de *Bertrand*, je reconnus que cet Ouvrage différoit entiérement, quant au stile, du premier publié sous le même nom ; en un mot que les deux Ecrits étoient de mains fort différentes. Il ne falloit pour une remarque que tout le monde a faire avec moi qu'un peu d'habitude à lire & à comparer. Delà il étoit aisé de conclure que le *Bertrand* des deux Ecrits n'étoit qu'un être de raison, ou que c'étoit M. de *Torrès* lui-même qui changeoit à son gré de plume. Cependant pour me prouver qu'il existe un second M. *Bertrand* Médecin, on m'indique dans le nouvel écrit son adresse *rue S. Martin près la rue aux Ours.* J'ai voulu vérifier cette adresse : on ne connoît point dans cette rue ni aux environs de Médecin appellé *Bertrand.* Ainsi voilà le masque tombé : M. de *Torrès* & *Bertrand* sont le même individu, le même homme.

Avant l'apparition de *Bertrand*, M. de *Torrès* avoit déja produit un autre fantôme appellé *Carboneil*, aussi Docteur en Médecine. Ce nom de *Carboneil* est apparemment une mauvaise allusion qu'on a voulu faire à celui de M. *Charbonnier* dont j'ai frondé les fumigations, oublié depuis plus de dix ans.

L'usage des Ecrits Pseudonymes n'est pas toujours dans l'exacte morale ; mais il a du moins ses commodités. On porte ainsi des coups qui ne peuvent être repoussés directement contre ceux dont ils partent, parce que la main qui frappe est cachée ; on est spectateur d'un combat, où l'on ne paroît prendre aucune part ; sous l'air même de la candeur, de la simplicité, de la bonne foi, on prépare en secret le fiel, on le distille impunément ; avec le ressentiment le plus vif, on se pare des apparences de la plus grande modération ; on hasarde hardiment des faits dont il ne se trouve plus de garands ; on se prodigue sans mesure, ainsi que sans honte, les éloges les plus faux & les plus outrés ; enfin on se bâtit toujours une sorte de réputation qui, pour n'être au fond que l'ouvrage de l'industrie & du manége, dure au moins tout le tems qu'il faut pour faire des dupes. L'application de ces idées au systême du Docteur Espagnol eſt aiſée à faire : je l'abandonne aux réflexions du Lecteur. Il me ſuffit d'avoir convaincu M. de *Torrès* d'être lui-même ici ſon propre témoin, & ſon unique Panegyriſte.

Mais s'il n'y a point de *Bertrand* lépreux qui ſoit en même-tems Médecin, que devient cette fameuſe Cure qui fait tout le fondement du premier Ecrit réfuté par ma troiſiéme Lettre? ſi ce n'eſt, pour ne rien dire de plus, un étalage auſſi ridicule qu'indécent à l'égard du Public qu'il n'eſt jamais permis de tromper.

Après avoir établi que les deux Docteurs, MM. *Carboneil* & *Bertrand* ſont des êtres imaginaires créés par M. de *Torrès*, je pourrois me diſpenſer de répondre à des Ecrits qui n'ont nulle autorité; mais il faut que le Docteur Eſpagnol ſente la foibleſſe des moyens qu'il employe, ſoit pour rafermir le réputation de ſon prétendu Spécifique, ſoit pour eſſayer de détruire celle de mon Remède. C'eſt donc à M. de *Torrès* que je m'adreſſe directement comme à l'Auteur des deux Ecrits publiés pour ſa défenſe; & quand pour diſtinguer ces Ecrits, je citerai M. *Carboneil* ou M. *Bertrand*, j'entens faire abſtraction de ces noms poſtiches, & ne parler que de M. de *Torrès*.

Quelques perſonnes m'ont reproché d'avoir troublé gratuitement M. de *Torrès* dans l'établiſſement de ſon Spécifique. Mes deux premieres Lettres, dit-on, paroiſſent n'avoir d'autre objet que de déprécier un Remède dont le tems ſeul devoit détruire ou confirmer la réputation. Quoique tous les Ecrits qui tendent à inſtruire, ou même à détromper le Public, n'ayent pas beſoin d'être juſtifiés par d'autres motifs, je ne diſſimulerai point mes griefs. M. de *Torrès* ſuppoſant que ſon Remède ne pouvoit bien s'établir que ſur les ruines de quelques autres, & particuliérement du mien, (dont une propriété reconnue eſt de ne point exciter de ſalivation,) répandoit par-tout qu'il guériſſoit beaucoup de Malades que j'avois manqués. Je pris d'abord le parti de mépriſer des inſinuations qui dénuées de preuves ne pouvoient pas me faire grand tort. Mais ces hoſtilités devenues fréquentes me donnérent au moins la curiosité d'examiner quelques Malades échappés des mains du Docteur. Cet examen m'ayant produit des observations & des faits, on m'engagea à les publier. Il est donc certain que c'est M. de *Torrès* qui m'a forcé lui-même d'écrire. Il a le premier attaqué la réputation de mon Remède, je n'ai fait qu'user de represailles. Voilà ce que le Docteur & ses Partisans laissent ignorer ; mais ce qui est exactement vrai. Entrons maintenant en matiere.

Le premier des deux Ecrits que j'ai à réfuter, a pour titre : *Moyen infaillible de constater la Découverte Chymique de M. de Torrès, & de confondre M. Dibon &c.* Par M. *Carboneil,* Docteur en Médecine. Cet Ecrit dans lequel on prétend répondre à mes deux premieres Lettres, n'est d'une part qu'une déclamation violente contre moi, & de l'autre un éloge perpétuel de M. de *Torrès*. L'Auteur débute par un torrent d'injures. De simples soupçons, ou si l'on veut même, d'assez fortes présomptions exposées contre le nouveau Spécifique, sans aucunes personnalités, & seulement appuyées de quelques faits, sont dans le stile du *Carboneil*, des *traits injurieux*, des *calomnies*, des *noirceurs*. *Je n'ai point*, dit-on, *d'honneur à perdre*. « On fourniroit une liste étendue de toutes les victimes infortunées » de ma méthode, & de tous les Malades guéris par M. » de *Torrès*, après que je les avois impitoyablement abandonnés ».

Après ces traits d'emportemens, on vante la modération, la délicatesse & la probité de M. de *Torrès*. Cet élégant Exorde amène une suite de Piéces qu'on nous donne pour les titres de ce Docteur ; mais qui n'étant que son pur ouvrage ne sont de nulle considération.

La premiere est une *Lettre de M. de Torrès à MM. les Doyen, & Docteurs Régens de la Faculté de Médecine de Paris du 2 Mai* 1754. Par cette Lettre le Docteur Espagnol offre de soumettre à l'examen de la Faculté le vif-argent tel qu'il l'employe ; de faire en leur présence sa

Pomade Mercurielle, & de la laiſſer en dépôt ſous leur ſceau; enſuite de démontrer par des expériences faites ſous leurs yeux, 1°. Que ſa Pomade adminiſtrée, même en plus grandes doſes qu'à l'ordinaire, & de deux jours l'un par la voye des frictions, ne provoque point la ſalivation, ſans qu'il l'empêche, ni par l'uſage des purgatifs, ni par aucun autre Remède. 2°. Que les ſeules frictions de cet Onguent Mercuriel déracinent les maux vénériens les plus rebelles.

Que prouve cette Lettre ? Rien du tout, ſi ce n'eſt que M. de *Torrès* a tenté d'avoir une vérification authentique de la ſupériorité de ſon Remède. Si cette vérification eût été faite, il n'y auroit aſſurément rien de plus fort en faveur de M. de *Torrès* : Qui pourroit ne pas déférer au témoignage de la Faculté ? Mais point de vérification, cela giſt en fait, & par conſéquent point d'avantage à tirer d'une Piéce qui ne paroît pas avoir fait beaucoup d'impreſſion. On eſt d'ailleurs embarraſſé à concilier ce que dit ici M. de *Torrès*, de la grande ſimplicité de ſa Pomade, avec l'uſage des Remèdes internes qu'il y joint en beaucoup de cas, ſuivant ſa Lettre à M. de *Vernage*. Une pareille variation ſuffiſoit pout mettre en défiance. Mais ſans vouloir approfondir les raiſons que la Faculté peut avoir eûes, pour rejetter, comme elle a fait, les offres de M. de *Torrès*, il eſt sûr que ce Médecin ne compte pas toujours ſi parfaitement ſur l'efficacité de ſa Pomade, qu'il ne s'aide au beſoin des autres Remèdes. Pluſieurs Malades que j'ai traités après lui, dépoſent qu'il fait prendre & tiſannes & bols; & que bien loin d'épargner ſur-tout la tiſanne, il en donne juſqu'à fatiguer les eſtomachs les plus vigoureux.

La ſeconde Piéce, eſt encore une *Lettre* adreſſée par M. de *Torrès*, à *MM. les Maîtres Chirurgiens du Collége & de l'Académie Royale de Chirurgie.* Cette Lettre qui contient preſque mot à mot les mêmes offres faites à la Faculté de Médecine, a fait la même ſenſation, & n'a pas eu plus d'effet.

La

La troisiéme Piéce est une *Lettre circulaire adressée à Messieurs les Gens de l'Art*. C'est une pareille invitation à tous, & à chacun en particulier, MM. les Maîtres en Chirurgie, d'aller chez M. de *Torrès* examiner son Mercure & son procédé. J'ignore si cette Lettre a mieux réussi que les deux premieres, & si beaucoup de Chirurgiens ont été curieux d'aller voir la Pomade de M. de *Torrès*. Je ne connois du moins d'autres témoignages émanés en sa faveur des Maîtres de l'Art, que celui de M. *Morand*, ceux de MM. *Daran*, & *Mouton*, (le dernier seulement Dentiste), celui de M. *Dieuxaide* dont tout le monde sçait le succès, & enfin ceux de deux ou trois autres Chirurgiens peu connus dont les Certificats ornent le *Mercure*.

Les deux autres Piéces sont : une *Lettre à M. de Senac*, Premier Médecin du Roi, & une autre *Lettre à M. de la Martiniere, Premier Chirurgien de Sa Majesté*. M. de *Torrès* leur fait part des invitations qu'il a faites à la Faculté de Médecine, & au Collége de Chirurgie.

Ce qui peut résulter de ces Lettres de plus favorable pour M. de *Torrès*, est qu'il a fait en apparence tout ce qui dépendoit de lui, pour faire constater solemnellement la réalité de sa prétendue découverte. Mais puisqu'elles sont restées sans effet, comment veut-il se prévaloir de Lettres vagues où il parle seul, & qu'il n'a peut-être hazardées qu'après avoir été bien instruit que ni ses invitations ni ses offres ne seroient point acceptées.

Ainsi les preuves les plus fortes, celles qu'il semble s'être empressé le plus d'obtenir, sont précisément celles qui lui manquent. Les Certificats particuliers qu'il rapporte ne sont pas à beaucoup près du même poids, & laissent encore la liberté de douter de toutes les merveilles qu'il attribue à son Remède. Ces Certificats, quels qu'ils soient, n'opérent pour lui rien de plus qu'une infinité d'autres semblables que l'on pourroit leur opposer, n'opérent essentiellement pour ceux qui les ont obtenus à d'aussi bons titres. Il n'est donc à cet égard qu'en termes égaux avec tous ceux qui possedent des Remèdes particuliers, & qui sont en état de produire des preuves du même genre.

Je ne prétens pas cependant que des Certificats de grands Médecins, ni que ceux des *Morand* & de pareils Maîtres, ne soient des autorités respectables. Mais sans compromettre en aucune façon leur probité ni leurs lumiéres qui sont hors d'atteinte, ils ne sont point certainement à l'abri de certaines surprises. Et pourquoi n'en pourroit-on pas soupçonner dans les circonstances d'un mal qui de l'aveu des Praticiens, par toutes les illusions dont il est capable, est si propre à seconder l'industrie excitée par l'intérêt ? Je n'ai jamais démenti personne, comme l'avance très-faussement *Carboneil.* Mais le doute est permis à tout le monde, & je puis douter, sans offenser les croyans. Quand j'aurois dit que ceux qui ont donné des Certificats à M. de *Torrès*, ont été trompés par des personnes au rapport desquelles ils s'en sont tenus, est-ce attenter, ainsi que veut *Carboneil*, à la candeur, à la probité, & aux talens de ces Praticiens ?

Le même, ou plutôt M. de *Torrès*, me reproche de n'avoir pas voulu suivre le traitement de ses Malades, comme il m'y avoit invité. Je lui ai offert un moyen plus simple de nous assurer une bonne fois de la supériorité de sa Méthode ou de la mienne. C'étoit de traiter chacun séparément à nos frais plusieurs Malades. Il a sans doute eu ses raisons pour ne pas accepter le défi. Pour moi je n'ai point suivi ses Malades, parce que je suis occupé à guérir les miens, & quelques-uns de sa connoissance que je suis prêt à lui nommer.

Voilà tout l'Ecrit de *Carboneil.* Il ne reste après l'avoir lû, que le mépris & l'indignation dûs à un si misérable *Libelle.*

Le second Ecrit qui paroît embrasser à la fois mes trois Lettres, est intitulé : *Replique à M. Dibon, par M. Bertrand, Docteur en Médecine.* Cette nouvelle Piéce est à peu près sur le même ton que la précédente ; les injures n'y sont gueres plus épargnées... Mes deux premieres Lettres, dit-on, » ne contiennent que des calomnies ; elles sont rem-» plies de faussetés, de propos injurieux, de traits satiriques. » J'oppose la négative la plus insultante à des hommes irré-» prochables. Enfin mes Lettres me deshonorent, & la » troisième est un Libelle ». Voilà quelle est la modération de M. de *Torrès* ? A-t'il senti toute la force des qualifications qu'il prodigue ainsi au hazard ? Sçait-il bien ce que c'est qu'une calomnie ? Qu'on examine mes trois Lettres avec toute la rigueur possible, je défie les yeux les plus clair-voyans, pourvû qu'ils soient purs & fidèles, d'y trouver le moindre vestige de calomnie ou de fausseté. J'ai suivi le conseil qu'il m'a fait donner par son prétendu *Bertrand*; j'ai relû mes Lettres avec attention, & je soutiens que ces mêmes Lettres décomposées, analisées par le plus sévére Censeur, il n'en résultera jamais autre chose que des présomptions peut-être un peu fortes sur l'insuffisance de son Remède, & de légeres insinuations de faits très-véritables dont j'ai la preuve. Or, pour juger si ces faits sont calomnieux, il faut m'avoir mis dans le cas de ne pouvoir les constater, & c'est ce qui reste à faire au Docteur.

Le Remède de M. de *Torrès* a besoin de protections : il a raison d'en chercher, & d'en solliciter de toutes parts. Mais il veut que toutes les personnes qui lui ont donné des Certificats fassent cause commune avec lui ; il fait tous ses efforts pour les impliquer dans notre querelle, & pour les soulever contre moi. C'est les insulter personnellement, c'est les calomnier, selon lui, que d'oser seulement penser que quelqu'un ait pû les surprendre ; comme s'il étoit quelque homme au monde qui pût être exempt de surprise. M'est-il échappé contre aucun des approbateurs du nouveau Remède, un seul mot qui puisse les offenser, & donner lieu au moindre soupçon contr'eux ? Je me suis contenté d'opposer des faits dont je suis certain, à d'autres faits qui sont fondés sur des témoignages très-graves, mais dont les premiers m'autorisent au moins à douter. M. de *Torrès* convient lui-même que sa Méthode n'est pas infaillible. Qu'ai-je dit, & que dis-je encore autre chose? Ce qui s'appelle calomnier, c'eft de fuppofer, comme il le fait dire à fon prétendu Médecin *Bertrand*, » Que j'ai mis » à deux doigts de la mort le Malade que j'ai traité après » lui, & qu'il eft plus mal qu'auparavant; que mes 35 » années de travail, font 35 années d'ignorance; que mon » Remède a fouvent des fuccès funeftes; que M. Aftruc a » démontré l'inefficacité de ce Remède; que j'ai contre » moi l'Arrêt du Public &c. « Je le défie de prouver jamais une feule de ces affertions, & tant qu'elles ne feront pas prouvées, il eft lui-même convaincu de calomnie à mon égard. Il y a plus : fi je fuis un calomniateur pour avoir publié mes doutes fur l'infaillibilité de fon Spécifique & pour y perfifter encore malgré tous fes Certificats, il l'eft du moins autant que moi, lui qui d'un trait de plume, en me taxant d'ignorance, s'infcrit en faux contre un grand nombre de pareils Certificats que j'ai en ma faveur, & qui valent bien ceux qu'il produit. Les témoignages de feu M. de *Chirac*, mort Premier Médecin du Roi; de M. *Boudin* qui avoit été Premier Médecin de la Dauphine (Ducheffe de Bourgogne); de M. *Helvetius*, Premier Médecin de la Reine; de MM. *Malouet* & *Morand*, Médecin & Chirurgien des Invalides; de M. *Thibaut*, Chirurgien en chef de l'Hôtel-Dieu de Paris, & de plufieurs autres que j'ai rapportés dans quelques-uns de mes Ouvrages, ne font ni moins précis, ni moins refpectables, que ceux dont M. de *Torrès* a farci les Ecrits de fes Prête-noms, & récemment le Mercure. Les démentir formellement par les reproches d'impéritie qu'il accumule contre moi, n'eft-ce pas, pour lui rendre fes termes, *oppofer une négative infultante à des hommes irréprochables*?

Il eft vrai que tous mes Certificats ont 27 à 28 ans de date, mais leur ancienneté même dépofe en faveur de mon expérience; elle fait voir que j'ai fait mes preuves, long-tems avant qu'il fût queftion du Docteur Efpagnol & de fon Remède. Si ces témoignages avoient befoin d'être confirmés par de nouveaux, je rapporte dans ma premiere Lettre (à la page 4.) deux guérisons nouvellement opérées par ma Méthode ; l'une sous les yeux de M. *Malouin*, Medecin ordinaire de la Reine ; l'autre à la connoissance de MM. *Vernage*, *Dumoulin*, *Morand* & *Sorbier*.

M. de *Torrès* confond toutes les idées : il croit voir partout la passion qu'il apporte à la lecture de mes Lettres ; & tandis qu'il se permet exclusivement les personalités les plus outrageantes, il ose qualifier de *Libelle* un écrit où lui seul a pû imaginer cet odieux caractere. Quand j'ai pris la liberté d'écrire à l'occasion de son Remède, je ne me suis point caché sous des noms fictifs ; j'ai mis mon nom à mes Ecrits, pour qu'il ne m'échappât rien que je ne pûsse avouer. Si dans notre contestation M. de *Torrès* avoit eu le courage de se montrer, il n'auroit jamais osé dire, comme son prétentu Carboneil, *que je n'ai point d'honneur à perdre*. Suivons la Réplique de M. *Bertrand*.

Elle peut se réduire à deux objets. Le principal étoit de répondre à ma troisième Lettre qui ne regardoit point directement M. de *Torrès* ; mais cet objet est subordonné à un autre plus important. Tous les intérêts se confondent dans le seul M. de *Torrès* ; on fait ici de nouveaux efforts, soit pour défendre son Spécifique, soit pour décrier mon Remède, & on reléve seulement quelques endroits de mes Lettres, que je n'aurai pas de peine à justifier.

Pour couvrir la collusion qui saute aux yeux de tous les Lecteurs, on rapporte au commencement une Lettre de M. de *Torrès*, accommodée à la Piéce, & adressée à M. *Bertrand*. Dans cette Lettre (qui est proprement *Comœdia in Comœdia*) on fait dire entr'autres choses au Docteur, *qu'il offre au Public pour le fait le plus vraisemblable* (qui est celui de la guérison radicale de ses Malades) *le même corps de preuves qui suffiroit pour constater un miracle*. Je laisse apprécier au Lecteur l'indécence de l'expression, & la témérité du paralelle.

J'ai fait dans ma troisième Lettre un Dilemme que M.

Bertrand essaye de retorquer contre moi. Il apportoit la prétendue guérison de ses Dartres imaginaires, en preuve de l'efficacité du nouveau Mercure. Pour faire voir à M. *Bertrand* qu'il n'est pas heureux dans le choix de ses preuves, je n'examine plus, comme dans ma seconde Lettre, si son Mercure guérit ou ne guérit pas les Dartres ordinaires; mais je lui fais cet argument: » Vos Dartres étoient vénériennes, » ou ne l'étoient pas; si elles n'étoient pas vénériennes, vous » prouvez seulement que le nouveau Mercure guérit les » Dartres ordinaires; si elles étoient vénériennes vous prou- » vez sans doute d'avantage, mais c'est au prix d'un aveu que » vous pouvez seul ne pas trouver humiliant, sur-tout pour » un homme qui se qualifie Médecin ». Où est la singularité d'un argument si simple! Et comment peut-on dire que *les deux parties du Dilemme sont contre moi*? Il faut avoir l'esprit bien tourné aux subtilités du sophisme, pour trouver dans des inductions de pur raisonnement ce qu'on appelle ici des *aveux* en faveur de M. de *Torrès*. Argumenter sur les prétendues preuves d'un fait, est-ce convenir du fait même? Non, *Monsieur Bertrand*, lisez mieux, ou tâchez d'entendre ce que vous lisez. Je ne suis convenu de rien. Je ne conviens pas plus ici que dans ma seconde Lettre, que la Pomade Mercurielle guérisse sans retour les Dartres ordinaires; & je ne conviendrai jamais, sans de bonnes preuves, qu'elle guérisse les Dartres vénériennes. Mais deux mots tranchent tout. Les Dartres de M. *Bertrand* sont une fiction comme sa personne, & s'il existoit un lépreux guéri par M. de *Torrès*, pour constater une pareille Cure, le Docteur ne s'en tiendroit pas au seul témoignage du Malade.

C'est ici l'endroit d'expliquer ce que je pense en général des Dartres qui ne sont point véroliques.

Peut être en est-il d'incurables; il est sûr au moins qu'il y en a de très-difficiles à guérir. On fait disparoître aisément ces cruelles maladies de la peau. Les Purgatifs réitérés & certains Topiques effacent souvent les plus rebelles. Mais ordinairement cette guérison n'est que momentanée;

quelque-tems après la cessation des Remèdes les Dartres reviennent. Si d'un autre côté le Mercure paroît les emporter ou plus promptement ou plus efficacement que les Remèdes usités ; c'est parce que l'action des liquides étant fortement augmentée par l'activité de ce Minéral, ils entraînent avec eux l'humeur qui se seroit déposée dans les glandes milliaires, & par conséquent l'empêchent de développer son acrimonie. Mais a-t'on cessé l'usage du Mercure ? insensiblement les liqueurs reprennent leur mouvement naturel. Bien tôt la séparation du levain Dartreux se fait appercevoir, & le retour plus ou moins prompt des Dartres prouve évidemment que le vice, sans être détruit, n'avoit fait que rentrer, ou se mêler dans la masse de la circulation. A l'égard des Dartres qui proviennent d'un principe vénérien, le Mercure bien administré les guérit radicalement. Il ne feroit donc pas merveilleux que ces Dartres pussent céder au Remède de M. de *Torrès*. Mais le tems seul nous apprendra s'il guérit effectivement les Dartres ordinaires, ou celles dont la cause réside dans l'habitude des humeurs. J'ai donné mon Remède à un Enfant de dix ans (1), dont le corps étoit tout couvert de Dartres ; elles disparurent entiérement au bout de deux mois. Plusieurs Chirurgiens ont vû cette Cure ; mais tous sont tombés d'accord qu'ils n'auroient jamais osé l'attester, qu'au bout de deux années d'épreuves. M. de *Torrès* a le privilége d'obtenir des Certificats, à l'instant qu'on s'est apperçu de la disparution des Dartres ; c'est un avantage sans doute, mais j'ai de très-bonnes raisons pour ne point le lui envier.

M. *Bertrand* demande avec un ton assuré (qu'il emprunte apparemment de son chaperon) qui doit être crû de lui ou de moi sur la maladie du Chirurgien qui est venu de 150 lieues trouver exprès M. de *Torrès*.

J'ai véritablement soutenu, que ce sujet dans l'état où je l'ai vû n'avoit pas besoin du Remède de M. de *Torrès* ni d'aucun autre ; mais il est faux, comme *Bertrand* l'avance,

(1) Il demeure rue Greneta chez un Miroitier, près de l'Hôpital de la Trinité.

que j'aye été seul de mon sentiment. C'étoit l'avis des Médecins & des Chirurgiens que j'ai cités dans ma Lettre sur la foi de M. de *Torrès*. Dans la visite que me rendit ce Docteur, il m'avoua que ces Praticiens pensoient la même chose de ce Malade. Depuis M. *Lorry*, Médecin consulté par le sujet en question, lui défendit expressément l'usage du Mercure.

Mais pour faire voir combien ce *Bertrand* respecte peu la vérité, en me supposant seul de mon opinion, & combien il abuse des termes en l'appellant *une monstrueuse incrédulité*, il faut produire ici le détail que l'homme de 150 lieues fit dans une Lettre au Docteur, lorsqu'il eut pris la résolution de se mettre entre ses mains. Cette piéce ne peut être suspecte, je tiens de l'Auteur même la copie que je vais représenter très-fidèlement.

» Puisque vous voulez bien entreprendre la Cure des » maux affreux qui m'accablent depuis si long tems, je » dois vous donner un détail circonstancié de leur origine & » de leur progrès, ainsi que du succès malheureux dont » les différens traitemens qu'on a employés jusqu'ici pour » les détruire ont été suivis. En 1746. il me survint un » enchiffrenement si considérable qu'à peine pouvois-je » respirer par le nez ; à cette incommodité se joignirent de » grands maux de tête qui m'ôtoient le sommeil ; quelques » saignées avec un régime humectant & délayant calmérent tous ces accidens : l'enchiffrenement se termina par » une suppuration abondante & extrêmement fœtide dont » on n'a jamais pû tarir la source. En 1747. une exostose ou » tumeur gommeuse parut à côté du nez sous l'œil gauche ; » le palais étoit parsemé de boutons enflammés & très-dou- » loureux ; des pustules rondes & dures suintant un pus » rousseâtre, se voyoient en différens endroits du Corps. » Quoique je n'eusse jamais eû de la vie aucun de ces symp- » tômes qui sont les avant-coureurs ordinaires de la vérole, » tels que les Chancres, Poulains, Chaudepisses &c, Per- » sonne ne douta que je ne fusse dans le cas de passer par

» les

» les Remèdes. Ce qui fut fait par extinction, par le Conseil » & sous les yeux d'un Chirurgien de réputation, qui au » bout de deux mois que dura le traitement fit disparoître » tous les accidens, excepté l'écoulement sanieux du nez » qui ne fit que diminuer; mais je ne m'en inquiétois pas » beaucoup, me flatant de le voir cesser de jour en jour » comme on me le faisoit espérer. Cependant quatre mois » s'étoient à peine écoulés, qu'on vit tous les maux ci-dessus » énoncés revenir avec plus de fureur qu'auparavant. La » Faculté de notre Ville assemblée n'hésita pas à décider » que j'avois été manqué, & à me prescrire de repasser par » les Remèdes à toute rigueur; les progrès rapides du mal » & l'approche de l'hyver, firent omettre les préparations » requises en pareil cas; des frictions fortes données dans » de courts intervalles me procurérent une salivation si » abondante, qu'on fut obligé de m'ôter les linges; on la » soutint au point où elle devoit être pendant vingt-cinq » jours, au bout desquels on me crut si bien guéri que les » partisans de l'ancienne méthode s'en applaudissoient, & » même un peu trop, puisqu'au printems de 1748. toutes » mes infirmités se manifestérent avec plus de malignité que » jamais. Une maladie si rebelle dérouta tous nos Méde- » cins & Chirurgiens; ils ne sçavoient plus quels conseils » me donner, lorsque je fus à Montpellier consulter M. » *Fizes*. Ce Médecin célèbre parut être aussi embarrassé que » les autres, quand il fut question de déterminer la cause d'un » mal aussi terrible qu'il paroissoit singulier; il décida pour- » tant après un mûr examen que la maladie n'étoit point véné- » rienne, attendu qu'il n'avoit jamais paru sur moi, comme » je l'ai déja dit, aucun de ces symptômes qui précédent » presque toujours la vérole, & qui souvent la caractérisent, & » que d'ailleurs j'avois fait par deux fois un usage infructueux » du Mercure. Mais n'osant résoudre la difficulté, il l'éluda » en disant que les affections dont j'étois atteint ne prove- » noient que d'une acrimonie insigne du sang & de la lym- » phe, qu'on ne pouvoit corriger que par un traitement

» long & méthodique ; les bouillons, ptisannes, laitages, bains &c. qu'il me prescrivit, ne firent que suspendre l'activité du mal, puisque à peine avois-je fini d'exécuter son Ordonnance, que l'exostose s'enflamma ainsi que l'intérieur du nez, les boutons du Palais formérent en s'excoriant des ulcéres ronds avec des bords calleux, des ruisseaux de pus couloient par les narines, les gencives se gonflérent, les dents incisives s'ébranlérent. M. Fizes que je fus revoir ne revint pas de son premier avis, à la vûe des signes si peu équivoques de la vérole ; mais ne sçachant que m'ordonner, il m'envoya pour derniere ressource à Bareges, où je passai l'été de 1749. Les bains, les Douches, joints à un bon régime firent merveille en apparence ; une partie du Vomer, des cornets & des lames osseuses s'exfolia, les dents ébranlées étant tombées, les autres parurent se raffermir ; cependant voyant quelque-tems après mes maux empirer de plus belle, je pris le parti de faire le voyage de Paris, où j'arrivai au commencement de 1750. Messieurs Astruc, de l'Epine, Morand, Faget, ainsi que Messieurs Petit & Boudou, qui vivoit pour lors, dirent qu'on ne pouvoit attribuer tous ces ravages qu'à une cause vérolique ; mais trompés sans doute par le bon état apparent ou Barege m'avoit mis, & ne se doutant nullement que j'eusse été manqué deux fois, ils décidérent unanimement, quoique séparément, que le vice n'étoit plus que local, & qu'il falloit en abandonner la guérison à la nature secondée d'un bon régime. Rassuré par la décision de tant d'habiles gens, je partis fort satisfait de mon voyage. Ma sécurité ne fut pas de longue durée. La surdité accompagnée de grands battemens dans la tête & dans les oreilles se joignit aux anciens accidens, & ceux-ci devinrent plus considérables. C'étoit en l'année 1751. que je passai dans une perpléxité des plus cruelles ; j'usois tantôt des anti-scrophuleux, tantôt des anti-scorbutiques, & même du Remède de M. *Dumouret*, parce qu'en Bohême j'avois eu les gencives

» saignantes, & quelques taches livides répandues sur le
» Corps. Que vous dirai-je? tous les remèdes connus jus-
» qu'à l'eau de Gaudron furent employés vainement. Ce
» fut en 1752. que je reconnus mais trop tard que j'avois
» été manqué. L'autorité de M. Fizes, que je respectois
» infiniment, m'avoit fait rejetter le Mercure; j'y eûs pour
» lors recours comme à un Dieu tutelaire; ma confiance
» ne fut point trompée, moyennant une douce salivation
» que je fis durer trois mois, tous mes maux s'évanouirent
» pour ne plus reparoître que foiblement, excepté l'écou-
» lement purulent par le nez, qui a toujours subsisté, tan-
» tôt plus grand, tantôt moindre. Au Printems 1753. je
» commençai par maigrir, je sentis quelques douleurs vagues
» qui s'augmentoient la nuit, la morve purulente coula plus
» abondamment. Persuadé que ce dernier symptôme en-
» gendroit tous les autres, je résolus de tenter encore une
» fois d'en voir la fin. Après m'être bien préparé, je fis
» usage de frictions légeres, afin d'être en état d'en soutenir
» l'effet plus long-tems; j'employai pendant ce dernier
» traitement près d'une livre d'Onguent Mercuriel à moitié
» graisse, observant un régime très-exact, ne prenant qu'un
» peu de soupe, du lait, & quelques œufs frais; je soutins
» enfin la salivation pendant cinq mois consécutifs, sans que
» l'ulcére du nez se soit entiérement cicatrisé. Bien des
» grands hommes m'ont dit, & me disent encore tous les
» jours, qu'il n'y a plus qu'un vice local, que le tems, la
» nature & un bon régime guérira. Ces raisons me con-
» vaincroient, si une malheureuse expérience ne m'avoit ap-
» pris, que ce vice prétendu local est entretenu par un reste
» de virus, qui cantonné dans le nez, c'est-à-dire dans une
» partie spongieuse sans cesse abreuvée de pituite & de
» mucosité, s'y est toujours maintenu, parce que le Mer-
» cure n'a pas pû y être poussé avec le degré de force & de
» vîtesse nécessaire pour l'en expulser totalement. Ainsi
» croissant avec le tems, il se répand dans le reste du corps,
» & y renouvelle tous les anciens accidens. J'ai essayé

» quelquefois d'augmenter dans chaque friction la dose de » l'Onguent pour en rendre l'activité plus forte; mais ç'a » toujours été au péril de ma vie, par le transport ou la » difficulté de respirer. D'où je conclus que le Spécifique » de la vérole, tel que nous le connoissons, n'est guéres » digne de ce nom vis-à-vis de la mienne, au point où elle » est parvenue ; je pense même que si elle est curable, ce » ne sera que par le moyen de votre Mercure, puisqu'on » peut le donner sans danger aux plus fortes doses. Les mer- » veilles qu'il a opérées & qu'on voit détaillées de la maniere » la plus autentique dans les Journaux, m'ont fait entre- » prendre un voyage de cent cinquante lieues pour en » éprouver l'efficacité. Si une entiere confiance en vous » peut l'augmenter, j'aurai bien-tôt lieu de me consoler » de toutes mes fatigues.

« Je n'ai au reste que 35 ans, & je suis d'un tempéram- » ment très-robuste.

» J'ai l'honneur d'être, &c.

Que résulte-t'il de cette Lettre ? Deux vérités incontestables, 1°. Que mon sentiment sur l'état du Sujet dont il s'agit, loin de m'être particulier, est conforme à celui de très-habiles gens qui m'avoient même prévenu. 2°. Que l'attestation de M. *Petit*, toute considérable qu'elle est, ne pouvant affoiblir l'autorité des Praticiens qui ont été d'un avis contraire, j'ai eu quelque raison de déférer à la pluralité des opinions. Cette unique attestation de M. *Petit*, est ce que M. *Bertrand* appelle avec sa justesse ordinaire, *un fait bien circonstancié.*

Mais quand ce témoignage unique ne seroit pas au moins balancé par plusieurs autres aussi graves; quand la réalité de la maladie seroit bien & dûement constatée, que prouveroit-on en faveur de M. de *Torrès* ? A-t'il guéri le Malade ? C'est cette guérison qu'il falloit prouver, & dont il n'est pas seulement question. Comment en effet justifieroit-on de la guérison du Sujet, puisqu'après un traitement de deux mois, & bien de la dépense faite à Paris, il s'en est retourné comme un ſpectre, avec le regret d'avoir fait inutilement 300 lieues.

Je n'ai jamais prétendu décréditer le Remède de M. de *Torrès*, parce qu'il n'avoit pas guéri en cinquante jours le Malade que j'ai traité après lui. A la vérité ces cinquante jours, ſelon la façon de compter uſitée en France, ont duré trois mois & demi. Mais le traitement du Docteur eût il été quatre fois plus long, on n'auroit point compté le tems, ſi le Docteur avoit réuſſi ; & je n'avois fait remarquer la durée de ce traitement inutile, que parce que M. de *Torrès* ſe vantoit principalement d'opérer les guériſons les plus promptes.

C'eſt ici qu'on fait dire au *Bertrand* que *j'ai mis deux fois ce même Malade à deux doigts de la mort, que je le tourmente depuis ſix mois par des Remèdes, & qu'il eſt plus mal qu'auparavant.*

A des aſſertions auſſi fauſſes, il n'y auroit qu'une réponſe à faire & très-courte, & la ſeule enfin que mérite l'impoſture ou la mauvaiſe foi. Mais le malade même ſe la réſerve; il confondra toutes ces calomnies, en ne faiſant que ſe montrer. Je vais cependant rendre compte de l'état où j'ai trouvé ce Malade, & des accidens qui ſont ſurvenus : je ne dirai rien qui ne ſoit entiérement conforme à la vérité.

J'avouerai que j'ai méconnu d'abord toute la malignité d'une maladie irritée par des traitemens dont la multiplicité nuit toujours autant que leur inſuffiſance. Un examen trop précipité du Sujet m'avoit fait avancer dans ma premiere Lettre, que je comptois dans peu le tirer d'affaire. M. *Peinne* Maître en Chirurgie qui le vit avec moi, en jugea de même. Le *Bertrand*, ou ſous ce nom M. de *Torrès*, triomphe ici de ma confiance, comme s'il n'étoit pas dans le cas lui-même, & ſi en ſe trompant avant moi, il n'avoit pas plus contribué que perſonne à rendre la cure difficile ? Mais, 1°. Que l'on ſe rappelle le délabrement du Malade, tel qu'il eſt décrit dans ma premiere Lettre.

» Il avoit à l'aîne du côté droit une tumeur vénérienne

» ouverte alors depuis trois mois par une incision longitu-
» dinale, & il couloit de cet ulcere une matiere si corrosive
» que toute sa circonférence intérieure se trouvoit dilacé-
» rée à la profondeur de trois ou quatre lignes. Il s'étoit
» formé dans toute l'étendue de la playe quantité de sinus
» que l'on découvroit à la faveur de ces dilacérations. La
» division des chairs s'étendoit jusqu'à la partie supérieure
» latérale & interne de la cuisse. Elle étoit terminée par une
» dilacération encore plus considérable, & elle formoit ce
» qu'on appelle vulgairement *un cul de Poule* «. Tels étoient les progrès du mal, quand je me chargeai de l'infortuné sujet que venoit d'abandonner M. de *Torrès*. 2°. Ce Malade avoit encore une fiévre continue avec des redoublemens, & de plus une dissenterie accompagnée des plus fâcheux symptômes. Ces deux accidens ne pouvoient s'attribuer qu'au levain vérolique que tous les Remèdes apparemment n'avoient fait que développer, ou à la grande quantité de Mercure qu'on avoit introduit dans le corps. Les douleurs vives que le Malade sentoit dans toute l'étendue du bas-ventre, & les envies fréquentes d'aller à la selle, où il ne rendoit que du sang tout pur, manifestoient non-seulement un engorgement dans les glandes & dans les vaisseaux sanguins des intestins, mais encore des érosions & des ulcérations qui entretenoient le flux de sang. La fiévre & les ardeurs d'urine que le Malade ressentit pendant les 8 ou 10 premiers jours étoient probablement symptomatiques.

Il y a donc beaucoup d'apparence que le levain vérolique n'ayant pas été détruit, avoit altéré les solides, & formé des obstructions qui produisoient tous ces accidens. Mais quand le vice vérolique auroit eu moins de malignité, la seule quantité de Mercure dont on avoit accablé le Corps ne suffisoit-elle pas pour causer tout ce désordre? Quoi qu'il en soit, il est très-certain que le Remède de M. de *Torrès* n'avoit fait que glisser sur le mal qui subsistoit dans toute sa force : car dès le cinq^{e}. ou le sixiéme jour que j'eus le malade chez moi, il lui vint un bubon sous l'aisselle, un chancre à la couronne du gland, & un ulcére au palais. Or j'en fais juge tout ce qu'il y a de vrais Praticiens en France : ces funestes complications de fiévre & de dissenterie, n'exigeoient-elles pas que l'on suspendît tous les Remèdes anti-vénériens ? Dans les régles de la bonne Pratique, ne devois-je pas attaquer d'abord des maladies plus dangereuses par le progrès qu'elles faisoient chaque jour, que celle qui étoit l'objet de mon Remède ? Pour faire cesser des accidens qui intéressoient la vie du Malade, pouvoit-on apporter trop de précautions & trop de lenteur dans le choix & dans l'administration des secours que son nouvel état demandoit ? Pouvois-je enfin rien hasarder, rien brusquer, sans me rendre coupable de sa mort ? Quelle patience & combien de tems n'a-t'il pas fallu pour rappeller une suppuration qui étoit totalement supprimée ? Ce n'est donc plus ici simplement une Maladie vénérienne qu'il s'agissoit de guérir : j'avois à dissiper les plus terribles symptômes, une fiévre très-opiniâtre, un flux de sang presque continuel ; maladies dont la guérison dépendoit d'un traitement doux, d'une prudence & d'une attention singuliére, & sur-tout du tems. Sans ces accidens que je n'avois pas prévûs, j'aurois emporté promptement un mal qui n'avoit rien d'extraordinaire, rien de difficile & de nouveau pour moi. M. de *Torrès* a bonne grace de me reprocher *la lenteur inefficace de mon Remède*, lui qui après une longue épreuve de l'inefficacité des siens a cruellement abandonné son Malade dans l'état du monde le plus affreux. Ce malheureux, dont le seul aspect inspiroit autant la terreur que la compassion, étoit si exténué par la durée de son mal & par la quantité des Remèdes essayés inutilement par M. de *Torrès*, qu'il eut à peine la force de descendre l'escalier de la maison où il logeoit rue des Gravilliers, pour se faire transporter chez moi dans la rue Françoise.

Au reste quelque tems que j'aye mis à traiter le Malade en question, il s'agit de sçavoir si je l'ai guéri. Il m'aura fallu, si l'on veut, un an pour opérer une guérison que je m'étois flatté de faire en un mois. Mais je l'ai faite au moins cette guérison, & M. de *Torrès* l'a manquée. Cette Cure que je soutiens être radicale, est un fait décisif & qui tranche tout. Il prouve d'abord évidemment l'incertitude du nouveau Remède ; d'autre part il met dans le plus grand jour la supériorité du mien.

Une preuve que la longueur de cette Cure n'a été causée que par les accidens décrits ci-dessus, est celle que j'ai faite en même-tems d'un autre Malade, dont l'état n'étoit guéres moins fâcheux, si ce n'est qu'il n'y avoit point de complication. Les Praticiens en jugeront par le détail que j'en vais faire.

Le premier de Juillet dernier, une personne de considération vint me consulter sur une maladie très-vénérienne. Dans la visite que je fis, je trouvai que les glandes inguinales du côté droit étoient extrêmement gonflées & qu'il y avoit trois fistules qui fournissoient une matiere sanieuse. La plus considérable avoit les bords durs & renversés ; celle-là suppuroit le moins. Le Malade avoit de plus une fiévre lente & des insomnies continuelles qui consumoient un tempérament déja fort affoibli. Il me dit que peu de tems après les approches d'une femme, il lui étoit venu un chancre à la base du gland, dont l'existence fut confirmée par un Maître en Chirurgie de la Ville de Lyon. Ce Chirurgien lui administra les Remèdes qui paroissoient convenables ; mais pendant ce traitement même les glandes inguinales s'enflerent, la tumeur grossit beaucoup, & la douleur devint si vive, que le Malade présumant qu'il y avoit de la faute du Chirurgien, prit la poste & se rendit à Montpellier. Il fut conduit chez un Médecin en réputation pour ces fortes de maladies. La décision du Praticien fut, qu'il falloit passer par les grands Remèdes. On fit pour cet effet les préparations ordinaires, & ensuite le Malade fut mis à l'usage des frictions.

Une salivation abondante qui dura vingt jours l'avoit tellement

tellement affoibli qu'on fut obligé de la supprimer. Pendant ce dernier traitement, le Chancre disparut, & la tumeur inguinale s'abscéda. On étendit l'ouverture par le moyen du Bistouri, & la suppuration fut entretenue ; mais les glandes qui la fournissoient devinrent squirreuses & indolentes. Cette indication fit croire qu'il ne restoit plus de levain vérolique. En conséquence on imagina qu'un bon fondant renouvellé de tems en tems suffiroit pour dissiper ces duretés ; & comme les forces du Malade étoient épuisées, on lui conseilla d'aller prendre l'air natal. Il suivit ce conseil, & ne s'en trouva guéres mieux. L'opiniâtreté de la tumeur, & les fistules qui subsistoient toujours produisoient des symptômes assez sensibles, pour que l'on ne pût pas douter de l'existence du virus. Dans cet état, le malade consulta M. *Fizes*, Médecin célébre de la Faculté de Montpellier. Ce Médecin connut d'abord qu'un levain vérolique causoit l'opiniâtreté du mal ; mais par sa consultation que je vais rapporter, il paroît que l'état du Malade demandoit autant d'attention que la maladie même. Je laisse parler M. *Fizes*.

Consultation de M. *Fizes*.

» Puisque le Malade prit au mois de Novembre dernier » un poulain & un chancre, il n'est pas douteux qu'il ne » prît la vérole, & qu'il n'eût eu besoin tout de suite de » passer par le grand Remède bien méthodiquement, au » lieu de s'exposer à un traitement informe, pénible, long » & cruel qu'il a subi en pure perte, étant certain que ce » traitement ne l'a point guéri faute de préparations con» venables & d'administrations méthodiques du Mercure » & du régime de vivre. C'est pourquoi j'estime que le » malade a toujours la vérole, & même qu'il est plus dif» ficile d'être guéri à présent qu'il ne l'étoit au commen» cement de son traitement, n'étant pas si aisé de guérir » un homme manqué, qu'un homme qui n'a point subi pa» reil traitement. Cependant comme le Malade est jeune, » suivant les apparences, il y a tout lieu de présumer qu'on » pourra en venir à bout, mais avec plus de peine & de » tems.

» Comme il a besoin de préparations longues, qu'il est » affoibli, & que nous entrons dans l'été, saison peu pro» pre pour l'administration du Mercure, il faut renvoyer » ce traitement à la fin d'Août. C'est pourquoi d'ici à ce » tems-là, il faudra faire des préparations antécédentes de » la maniere suivante.

» On se purgera d'entrée avec deux dragmes de Folli» cules de Senné, & une dragme de Rhubarbe concassée » que l'on fera infuser dans un verre d'eau pendant la nuit » sur les cendres chaudes, y dissolvant le lendemain ma» tin deux onces & demie de Manne.

» On passera ensuite à l'usage des bouillons, qui seront » faits avec un jeune poulet, la chair, le sang, le cœur, » & le foye d'une tortue de grandeur médiocre, deux » dragmes de racine d'esquine coupée par tranches, trois » écrevisses de riviere pilées en vie, & une poignée de » chicorée amére de jardin.

» Ayant pris ces bouillons 15 matins, on se purgera » comme auparavant, pour en venir au petit lait de ché» vre, ou de vache, tiré par la presure, ou par la crême » de tartre; la dose en sera de douze à quinze onces. On » le clarifiera avec le blanc de deux œufs, y faisant bouil» lir pendant la clarification une grosse pincée de feuilles » séches de lierre terrestre, & l'ayant coulé on y ajoutera » une cuillerée de sucre rapé.

» Ayant pris ce petit lait 15 matins, on se purgera com» me auparavant... S'étant reposé cinq ou six jours, on pas» sera au bain domestique que l'on prendra le matin à jeun » pendant dix jours, avalant à la sortie un bouillon fait » avec demie livre de colet de mouton.

» S'étant ensuite reposé deux ou trois jours, on prendra » huit matins les bouillons de tortue ordonnés ci-devant, » pour revenir à une seconde dixaine de bains domesti» ques, avec le bouillon tout comme auparavant.

» S'étant reposé ensuite deux ou trois jours, on reprendra » huit matins les bouillons de tortue ordonnés, pour reve» nir ensuite à prendre une troisiéme fois les bains domesti» ques tout comme auparavant.

» Sur la fin d'Août, ou au commencement de Septem- » bre, on commencera les préparations immédiates, fai- » ſant prendre au Malade au moins trente bains, à deux » par jour, & adminiſtrant enſuite l'onguent Mercuriel, » comme il convient, & avec prudence.

» N'étant pas poſſible d'entrer dans un plus long détail, » ſoit pour les préparations, ſoit pour l'adminiſtration de » l'onguent, on ne peut que conſeiller au Malade de » prendre garde à ſe mettre entre les mains d'un homme » habile & expérimenté en pareils traitemens, parce qu'il » peut arriver une infinité d'accidens qu'on ne peut pas pré- » voir, & auxquels on ne peut remédier qu'en voyant le » Malade journellement.

» A l'égard du bubon, il y a apparence qu'il eſt devenu » fiſtuleux, puiſqu'on ne peut pas venir à bout de le bien » cicatriſer. Le virus vénérien qui n'a pas été détruit eſt » l'obſtacle qui empêche la guériſon de ce bubon, & il » ne guérira jamais bien que lorſque le virus vérolique » ſera détruit. Quant à préſent je conſeille de le penſer » fort ſimplement, le lavant deux fois par jour, ou avec » l'eau de Bareges, ou avec la décoction d'hypericum, y » tenant appliqué un emplâtre de mucilage, & faiſant jour » au pus par le fer, s'il s'arrête trop en quelque endroit.

» Enfin on obſervera un bon régime de vie, s'en tenant » à la ſoupe, au bouilli & au rôti, toujours en viande » blanche, évitant les ragoûts, fritures, pâtiſſeries, le ſalé, » les épices, & toutes ſortes d'alimens, ſoit cruds, ſoit » groſſiers, ou de difficile digeſtion. La boiſſon ſera de » l'eau teinte d'un peu de bon vin; on s'abſtiendra de vin » pur, & de liqueurs, de caffé & de chocolat. On ne veil- » lera point, on ne fera point d'exercice violent, ni rien » qui puiſſe échauffer. On fera ſeulement un peu de pro- » menade, & l'on diſſipera ſon eſprit par des amuſemens » innocens. Délibéré à Montpellier le premier Juin 1754. » Signé *Fizes*, Profeſſeur Royal.

Le Malade ſuivit pendant quelque tems avec beaucoup d'exactitude ce qu'avoit preſcrit M. *Fizes*; mais la crainte que sa maladie ne devînt incurable ne lui laissoit point de tranquillité. Quelqu'un l'ayant alors assuré des bons effets de mon Remède, il prit le parti de se rendre à Paris, & de se mettre entre mes mains. Je l'entrepris le huit du mois de Juillet dernier, & le 30 du mois d'Août suivant sa guérison fut complette. M. le *Dran*, qu'il suffit de nommer pour rappeller l'idée du sçavoir, de l'expérience, & de la sagesse réunie à l'intégrité la plus pure, a vû attentivement le Malade; il est en état d'attester le fait.

Quand j'aurois nié formellement la guérison du Gentilhomme de Bretagne, (ce que je n'ai pas fait) je n'aurois été que l'écho de plusieurs Praticiens très-habiles qui ne l'ont pas jugée possible, de la façon dont on la rapporte. Un fait qui paroît contraire à toutes les observations est du moins suspect, & il est bien permis d'en douter. Mais si M. de *Torrès* fait des miracles, il ne reste qu'à l'en féliciter; je ne m'inscris point en faux contre les miracles.

Il n'est pourtant pas aisé de comprendre, que sa Pomade Mercurielle emporte, ainsi qu'on le prétend, les Gonorrhées les plus opiniâtres. Mais il faut aider à la lettre, & se souvenir que le Docteur, pendant l'administration de sa Pomade, ne néglige point les remèdes internes. Il peut donc effectivement avoir guéri quelques Gonorrhées, en faisant prendre à ses Malades, pendant l'usage des frictions, des tisannes, & d'autres remèdes usités dans ces Maladies (1). Ainsi la cessation de l'écoulement que M. de *Torrès* attribue à sa Pomade Mercurielle, sera l'effet des remèdes ordinaires.

M. *Bertrand* (qui est toujours M. de *Torrès*) croit m'avoir surpris en contradiction avec moi-même. J'ai dit dans ma seconde Lettre que les Rhumatismes, les Sciatiques, & les fluxions résistoient à l'activité du Mercure. Cependant, observe M. *Bertrand*, j'assure dans un de mes Ouvrages » que j'ai guéri par mon Remède une Dame qui » avoit les glandes du Sein squirreuses, & un jeune hom-

(1) Ceci n'est pas une conjecture, c'est la déposition de plusieurs Malades qui ont été entre les mains du Docteur.

» me affligé d'un Rhumatisme cruel ». Les deux faits sont très-véritables, sans que ma proposition soit fausse : M. *Bertrand* se connoît mal en contradiction, quoiqu'il n'en soit pas exempt. J'ai réellement guéri Squirres & Rhumatismes par l'usage de mon Remède ; mais j'ai l'expérience & la preuve du retour de ces Maladies dans un grand nombre de Sujets, & c'est en connoissance de cause, c'est par amour pour la vérité, que j'ai crû devoir inspirer une salutaire défiance pour des guérisons qui sont rarement radicales. Si M. de *Torrès* prétend être plus heureux que les autres, il faut qu'il attende du tems la confirmation de ses Cures. Les Certificats qu'il entasse pourront bien constater le moment, l'état actuel où un Malade s'est fait voir au sortir de ses mains, mais ne garantissent pas l'avenir. Quant aux autorités qu'il apporte à l'appui de ses Certificats, je les respecte assurément, j'en sens tout le poids : mais lorsque j'ai des faits sûrs à leur opposer, je puis rester dans mon sentiment sans offenser personne. Au surplus je m'en tiens à cet égard à ce que j'ai dit sur les Dartres pag. 14. de cet Ecrit.

J'ai répondu, ce me semble, à tout ce que l'Ecrit de *Bertrand* contient de relatif à mes Lettres ; le reste n'est que suppositions, injures & récriminations, répétées presque à chaque page, & qui n'auroient pas mérité la moindre réponse. Je reviens cependant à un fait hasardé parmi beaucoup d'autres. M. *Astruc*, dit le *Bertrand*, *a démontré l'inefficacité de mon Remède.* On sçait les efforts qu'a fait ce grand Ecrivain (1) pour faire confondre mon Remède, tantôt avec ceux qui n'étoient suspects que pour n'être pas connus, tantôt avec ceux qui ont commencé par être inconnus & suspects, & qui après une courte vogue ont été justement réprouvés. Mais qu'a démontré M. *Astruc* contre l'efficacité du mien ? Des raisonnemens & des conjectures forment-ils une démonstration ? *Bertrand* a-t'il pû trouver autre chose dans le Livre de M. *Astruc* ? Qu'il nous cite un seul fait prouvé, ou seulement articulé contre moi. S'il

(1) Dans son Traité des Maladies Vénériennes, chef-d'œuvre de Stile.

ignore, ou s'il feint d'ignorer la réponse que j'ai faite au Critique (1), qu'il s'informe au moins quelle impression elle a faite sur les personnes équitables, & si M. *Astruc* a répliqué. Je lui laisse encore à vérifier un fait aussi certain & aussi connu, que toutes ses assertions sont fausses : c'est que l'Ouvrage de M. *Astruc* ne m'a pas fait le moindre tort, & qu'au lieu de décréditer mon Remède, je n'ai jamais été plus employé que dans le tems qu'il a paru. J'ai depuis cinq ou six mois à peu près la même obligation à M. de *Torrès* : c'est un aveu que je lui fais volontiers en homme aussi vrai que reconnoissant.

Un reproche vague, mais répandu dans tout l'Ecrit de M. *Bertrand*, où l'on cherche à l'inculquer tant qu'on peut, c'est que je manque ou que j'ai manqué beaucoup de Malades, c'est que mon Remède est mourant, tombé dans l'oubli. Comment M. de *Torrès* qui parle, peut-il dissimuler le défi que je lui ai fait dans ma troisiéme Lettre, de me citer ou de me produire un seul Malade de tous ceux qu'il suppose que j'ai manqués? Il est vrai qu'il est bien plus court d'hazarder une fausseté, que de s'embarrasser de la preuve. Mais sous prétexte qu'en cette matiere on ne peut nommer ni désigner clairement personne, ne tient-il donc qu'à publier les faits les plus calomnieux? Il y a tant de façons d'indiquer quelqu'un, sans le faire connoître à d'autres qu'à la partie intéressée, que M. de *Torrès* ne sçauroit m'alléguer son embarras sur ce point. L'invention ne lui manque pas; on le voit par les expédiens dont il s'est servi pour se prôner lui-même à son aise, & pour tâcher de me décrier. S'il étoit en état d'administrer contre moi la moindre preuve de ce genre, comme j'en fournirai plusieurs des mauvais succès de son Remède, il est sans doute trop ardent pour négliger le seul moyen de me nuire plus efficacement qu'il n'a fait. Je lui réitére mon défi : qu'il cherche de quoi me confondre; il est moralement impossible que de tous ces Malades manqués, suivant sa supposition, aucun ne puisse se montrer, ou constater par son témoignage, de quelque

(1) Dans le troisiéme Tome de mon Ouvrage sur les Maladies Vénériennes

façon que ce soit, l'inefficacité de ma Méthode.

A la fin de l'Ecrit de M. *Bertrand*, se trouvent deux Piéces, dont je laisse apprécier l'importance.

La premiere est une Lettre missive que *M. Morand* m'écrivit au sujet de ma seconde Lettre. M. *Morand* qui n'est pas nommé dans l'endroit dont il s'agit, mais qui s'est cru *bien précisément désigné* par cette qualification vague, *d'un des principaux Membres d'un Corps respectable*, (l'Académie de Chirurgie) se plaint que j'aye dit que M. de *Torrès a surpris son témoignage*. Il me taxe à cette occasion *de légereté*, & il finit par me prier *de ne le citer qu'à propos*. Par rapport à M. de *Torrès*, il paroît ne vouloir prendre aucune part à notre différend; mais il confirme, autant que besoin seroit, le témoignage qu'il lui a rendu. Voilà toute la substance de cette Lettre, qui, selon M. *Bertrand* » est aussi propre à accréditer la Méthode de M. de » *Torrès*, qu'à me couvrir de confusion «. Elle a été tirée du *Mercure de France* de Septembre dernier. Quelques jours après la réception de cette Lettre, je fis à M. *Morand* la réponse la plus polie qu'il me fut possible; & cette espéce de réparation, si j'avois été dans le cas d'en faire, auroit dû terminer ce petit incident. Cependant, environ deux mois après, je fus fort étonné d'apprendre que la Lettre de M. *Morand* paroissoit dans le *Mercure*, & j'eus la satisfaction de voir que l'apparition de cette Piéce avoit causé la même surprise aux Lecteurs désintéressés. Mais trouvant dans le même *Mercure* une Lettre de M. de *Torrès* qui roule encore sur son Remède, je compris que le Docteur, non content du détail fastidieux de ses Cures, avoit sollicité la publication de la Lettre de M. *Morand*. Je crus avoir au moins le droit de faire insérer ma réponse dans le *Mercure* du mois suivant, & je m'adressai à M. l'Abbé *Raynal*, alors Rédacteur de cet Ouvrage. Son excessive complaisance pour le Médecin Espagnol; sa facilité à se charger d'un Ecrit prolixe, peu convenable dans un Recueil destiné principalement à l'amusement de la jeunesse, & qui ne pouvoit qu'ennuyer ou dégoûter la plus grande partie des Lecteurs ; enfin l'objet de ma Réponse qui étoit de me justifier poliment d'une offense prétendue dont je n'étois point coupable, tout me faisoit espérer que cette petite Piéce seroit admise dans son Journal. Mais M. l'Abbé *Raynal*, prodigue du terrein pour M. de *Torrès*, dont la Lettre occupe plus de 17 pages, refusa d'accorder une place à une courte Lettre de 30 ou 35 lignes. J'eus beau lui représenter qu'en qualité d'homme public, il ne devoit faire acception de personne, & que son impartialité l'obligeoit de me rendre cette espéce de justice, il persista dans son refus. On va juger par ma Réponse de l'équité du Journaliste.

» Monsieur, à mon arrivée de Versailles, j'ai trouvé la » Lettre que vous m'avez fait l'honneur de m'écrire, & je » m'empresse d'y répondre.

Réponse à la Lettre de M. *Morand*.

» Je vous dois d'abord des remercimens d'avoir bien » voulu me confier vos sujets de plainte, & de me mettre » à portée de me justifier, ou de vous faire directement » toute la satisfaction que vous pouvez désirer.

» Personne n'est plus instruit que moi des égards qui » vous sont dûs : personne ne sçait mieux, Monsieur, » combien vous êtes éloigné de tout soupçon d'intérêt ou » de prévention. Il ne s'agit donc entre nous que d'expli- » quer quatre mots de ma seconde Lettre à M. de *Torrès*. » J'ai dit que ce Médecin avoit surpris votre témoignage. » J'ose vous demander, Monsieur, si voyant votre nom » parmi plusieurs autres qui déposoient en sa faveur, j'ai » dû conclurre autre chose des expériences particuliéres » que j'ai de l'incertitude de son Remède. Vous convenez, » Monsieur, qu'on vous a montré deux personnes malades, » & qu'on vous les a représentées guéries. En voilà certai- » nement plus qu'il n'en faut pour vous : on ne doutera » jamais ni de votre intégrité ni de vos lumiéres. Mais ne » surprend-t'on pas tous les jours les plus habiles gens du » monde ? Et quel est l'homme à l'abri de pareilles sur- » prises ? Vous n'ignorez pas combien de ressources ont » la cupidité, l'intrigue & l'envie d'établir sa réputation !

» C'est

» C'eſt donc à vous-même, Monſieur, que j'en appelle de » vos griefs. Qu'avez-vous trouvé d'offenſant dans une » expreſſion uſitée, & qui ne porte tout au plus que contre M. de *Torrès*, qu'elle fait ſoupçonner d'un peu de manége ? Si j'étois moins connu de vous, ſi vous pouviez » douter un moment de la ſimplicité de mon intention, » je vous aſſure expreſſément que je n'ai point eu deſſein de » répandre le plus léger ſoupçon, ni ſur le motif, ni ſur la » qualité de votre témoignage.

» J'ai l'honneur d'être &c.

Je demande ſi M. *Morand* ne devoit pas être ſatisfait d'une pareille explication, & ſi n'étant pas nommé dans l'Ecrit où je l'ai cité mal-à-propos, il y avoit beaucoup de néceſſité à rendre ſa Lettre publique, ſans publier au moins ma Réponſe ? J'arrête ici mes réflexions, pour éclaircir une bonne fois l'idée que j'attache aux Certificats accumulés par M. de *Torrès*. Que prouvent ces Certificats, ainſi que les miens, ainſi que bien d'autres ? Qu'on a vû des perſonnes malades, & qu'on les a revûes guéries. C'eſt tout ce que peut atteſter le Praticien le plus clairvoyant. S'enſuit-il de ce témoignage, que les Malades ayent été guéris par le ſeul uſage du Remède qu'on veut mettre en réputation, & que leur guériſon ſoit parfaite ? Il faudroit que les Certificateurs n'euſſent pas perdu de vûe les Malades pendant la durée du traitement, & qu'il fût conſtaté par le tems que le mal eſt déraciné ſans retour. Mais comme tous les Certificats rapportés par M. de *Torrès* ne juſtifient rien de plus qu'une infinité d'autres ſemblables, certain qu'il a manqué des Malades, j'ai donc bien raiſon de penſer que s'il en a fait voir de guéris, leur guériſon n'eſt pas radicale, ou qu'elle eſt beaucoup moins l'effet de ſa Pomade Mercurielle, que des Remèdes ordinaires qu'il ſçait apparemment déguiſer pour accréditer le ſien. Il aura donc par conſéquent ſurpris de quelque façon que ce ſoit les témoignages dont il ſe pare. Or s'il n'eſt point de Praticien aſſez ſûr de ſa pénétration & de ſes

E

lumieres pour oser présumer qu'il ne peut être surpris, quelle délicatesse peut être blessée par l'idée d'une pareille surprise ?

Je sçai qu'ayant produit dans le tems des Certificats du même genre que ceux de M. de *Torrès*, & mon Remède étant encore inconnu, on peut retorquer contre moi le raisonnement que je viens de faire. Mais si je guéris tous mes Malades, sans jamais en manquer un seul, comme j'ose l'assurer avec vérité, qu'importe comment je guérisse! Ceux qui douteront que ce soit par l'effet de mon seul Remède, sont bien les maîtres de douter. Je suis plus jaloux de guérir & de multiplier mes preuves, que de persuader des gens qui n'ont souvent d'autre raison pour condamner de bons Remèdes, que d'en ignorer la nature. Au reste quand j'ai voulu donner mon Remède au Roi, si des Cures bien vérifiées, si des traitemens examinés & suivis par des yeux sûrs & attentifs n'avoient constaté ses effets, comment aurois-je mérité la confiance du Ministere? Ne serois-je pas même coupable de jouir depuis si long-tems des bienfaits de Sa Majesté, pour la communication d'un Remède qui n'auroit eû & qui n'auroit encore que des succès incertains ou passagers? S'il restoit à cet égard le moindre soupçon, je me propose d'expliquer sincérement & fidèlement à M. le Premier Médecin & à M. le Premier Chirurgien du Roi, la composition de ce Remède.

La Piéce qui suit la Lettre de M. *Morand* (Piéce entiérement hors d'œuvre) est la nouvelle adresse de M. de *Torrès* avec toutes ses qualités. Elle contient *l'Avis* important, qu'il n'a plus qu'une heure à donner par jour pour ses Consultations. Je ne rappelle cette Adresse, que pour confirmer encore l'individualité du Docteur & de *Bertrand* son Panegyriste.

Avant que de quitter M. de *Torrès*, on me permettra de placer ici quelques Observations qui mettront le Lecteur en état de juger entre lui & moi.

Nous possédons chacun une préparation de Mercure,

dont une propriété commune est de ne point exciter de salivation. Cet avantage est considérable; mais M. *Louis* (1) a fait voir qu'outre la Méthode par extinction, le Mercure préparé avec le Camphre épargne aux Malades cet incommode & dangereux flux de bouche. Ainsi autant de rabbatu sur le merveilleux du nouveau Remède, & sur les singularités du mien. Je ne donne point de frictions, & M. de *Torrès* en donne; mais pour s'accommoder à ceux qui craignent les frictions, le Docteur a (dit-il) un Mercure doux qu'il fait prendre intérieurement jusqu'à la quantité de cent grains. L'usage interne de ce Mercure (à la profusion près que j'ai grand soin d'éviter) semble donc encore nous rapprocher. Je partage avec M. de *Torrès* le désagrément d'avoir été regardé comme *un homme à secrets*. Il paroît fort sensible à cette injure, & il a raison. Mais nos Remèdes étant ignorés, c'est à l'expérience & au tems à faire au moins connoître leur prix. Ce n'est que par des succès longs & soutenus, qu'avec un Remède particulier, quelque bon qu'il soit, on se tire de la foule des Empiriques. Voilà quelques traits de conformité entre M. de *Torrès* & moi; voyons en quoi nous différons.

J'ai plus de 35 années de possession, qu'il plaît à M. de *Torrès* d'appeller autant d'années d'ignorance, mais que des Praticiens mieux instruits & plus équitables envisagent autrement que ce Docteur étranger. M. de *Torrès* ne date que de l'année 1753. Il nous apprend à la vérité que dès 1747. il étoit en état d'annoncer sa Pomade Mercurielle, & que content de ses succès il a négligé d'écrire. C'est environ six ans de sacrifiés à son indolence Philosophique, c'est-à-dire, soit à l'amour du repos, soit au goût d'une obscurité souvent fort utile. Mais son activité depuis plus d'un an l'a bien dédommagé de ce long silence. Tenons-lui compte de ces six ans; ce sera trente

(1) Voyez la Lettre de M. *Louis* Professeur Royal en Chirurgie, sur les Maladies Vénériennes, dans laquelle il a publié la maniere de préparer le Mercure pour qu'il n'excite point de salivation. Elle se vend chez *Lambert* Libraire rue de la Comédie Françoise. Voyez aussi l'Ouvrage de M. *Astruc* sur les Maladies Vénériennes.

ans de pratique que j'ai de plus que le Docteur.

Mon Remède, selon M. de Torrès, a manqué des Malades qu'il a guéris. Je l'ai défié plusieurs fois, je l'ai sommé publiquement d'en citer un seul; il est sourd à mes interpellations. Un Malade mécontent de son Chirurgien n'a pas beaucoup de ménagement. Que M. de Torrès m'envoye un Malade que j'aye manqué, ou qu'il ait guéri sortant de mes mains, je m'oblige de nouveau à restituer ce que j'en aurai reçu, & à rembourser les frais de tout le traitement du Docteur. Si M. de Torrès faisoit une semblable proposition, il seroit bien-tôt pris au mot, & il auroit certainement plus d'une restitution à faire. Mais puisqu'il ne sçauroit produire une seule preuve de fait contre l'efficacité de mon Remède, que n'a-t'il accepté le défi que je lui ai publiquement intimé deux fois? En nous chargeant chacun de quelques Malades, le succès le plus prompt & le plus complet auroit décidé notre différend, & si j'avois succombé, j'étois confondu sans ressource. Le silence obstiné du Docteur ne doit-il pas être regardé comme un refus d'entrer en lice; & dès-là ne peut-on pas présumer que la seule crainte de hasarder la réputation de son spécifique lui a fait éviter le conflict. Si M. de Torrès s'est imaginé qu'il n'avoit pas besoin d'une pareille Epreuve; s'il a cru qu'elle étoit au-dessous de lui, il s'est trompé dans ces deux points. Dès que j'attaquois son Remède, son honneur l'engageoit à ne laisser subsister aucun soupçon sur son efficacité, & à saisir tous les moyens de rassurer le Public. N'avoit-il pas d'ailleurs un intérêt évident à relever un défi qui le mettoit à portée d'éclairer ce même Public (à qui nous sommes tous redevables) sur l'insuffisance de mon Remède? N'étoit-ce pas une occasion de m'humilier, & de m'imposer à jamais silence?

Je conviens avec M. de *Torrès* qu'il n'est point de Remède absolument infaillible. Une complication d'accidens, le mauvais Régime, & l'indocilité du Malade peuvent non-seulement prolonger l'usage du meilleur Remède, mais même en détruire l'effet, & rendre quelquefois le mal incurable. Or quoiqu'il n'y ait point de notre faute, c'est du moins ce qui doit nous rendre modestes, & nous faire bien mesurer le ton que nous prenons en nous annonçant. Peut-être me suis-je moi-même un peu trop livré à quelques excès de confiance qui, pour m'avoir réussi, n'en sont pas de meilleur exemple. Mais M. de *Torrès* a passé les bornes dans sa Lettre à M. de *Vernage*. Je ne parle plus de l'hyperbole du Médecin qu'il n'a pas nommé, & qui préféroit, dit-il, son secret à la Pierre Philosophale, ni des cinquante mille livres de rente que cinq Praticiens lui ont fait offrir par M. *Vata* : le ridicule est trop palpable, & je l'ai fait remarquer ailleurs. C'est lui-même qu'il faut entendre sceller de son propre témoignage la supériorité de son spécifique. Il dit d'abord (pag. 42.) » qu'on n'a pû lui » produire encore un seul Malade qui ait été docile à ses avis, » & qu'il ait traité pendant 40 jours, sans l'avoir guéri «. A la page suivante il ajoute que » sans prétendre être infaillible, » il donne *simplement* son Remède pour le plus sûr, le plus » efficace, & le plus commode de TOUS «. Voilà une simplicité admirable ? Je ne m'arrêterai point à ce qu'il appelle *ses preuves* : elles s'évaporent à la lecture des Observations de M. *Louis*, & de celles de M. *Jourdan* (1). Je passe à la page 45. où il s'exprime en ces termes : » En un » mot, *j'ai trouvé ce que les autres cherchent*, & voilà ce » qui fait ma Méthode si efficace ..... Voilà pourquoi » *tant de Malades abandonnés*, ont été *radicalement* guéris, *en moins de tems qu'on n'en avoit employé à les pré-* » *parer par les Méthodes ordinaires*. Voilà enfin pourquoi » je puis me promettre de guérir les maux vénériens *les* » *plus opiniâtres*, toutes les fois que l'examen réfléchi & » journalier du sujet me servira de guide. Je connois si bien » la portée & la marche de mon Remède, que *je me rends* » *maître des évènemens* «. Il finit par cette Proposition remarquable : » Qu'on me charge de cent Malades de vé-

(1) Voyez la Lettre de M. Jourdan de Pelerin, Médecin Chymiste Privilégié du Roi, pour servir de Réponse à celle de M. de *Torrès*, (chez *Delaguette* Imprimeur du Collége & de l'Académie Royale de Chirurgie, rue S. Jacques).

» roles des plus caractérisées, *si un seul salive*, *si un seul* » *est manqué*, je me soumets à publier *gratis* la prépara- » tion de mon Remède, pour lequel j'ai refusé jusqu'ici » les offres les plus avantageuses «.

Je n'ai pas besoin de faire sentir l'énergie de toutes ces rodomontades. On doit être étonné sur-tout que M. de *Torrès*, après avoir dit qu'il ne prétend point être infaillible, & qu'il n'a pas encore connu de Remède qui le fût toujours, ait pû hasarder une proposition aussi précise, aussi téméraire que celle dont on va voir le résultat. Je laisse aux Praticiens à peser ce qu'il y a d'obligeant pour eux dans les expressions du Docteur, qui semble non-seulement s'attribuer exclusivement le don de guérir, mais encore n'être occupé qu'à réparer les torts d'autrui. Pour moi je vais produire des faits : je vais prouver à M. de *Torrès*, Que des Malades qui n'ont été que trop dociles à ses avis, & qu'il a traités pendant plus de quarante jours, n'ont point été guéris ; que par conséquent son Remède est de TOUS peut-être le moins sûr & le moins efficace (je lui passe la commodité en faveur de l'insuffisance) ; Qu'il cherche encore ce que les autres ont trouvé ; Qu'il ne guérit point radicalement, non plus que les maux vénériens un peu opiniâtres ; Qu'il n'employe pas moins de tems à ses Cures qu'on ne fait par les Méthodes ordinaires, & qu'il est même très-sujet à de fortes erreurs de calcul ; Qu'il peut connoître mieux que personne toute la portée de son Remède, mais qu'il n'est pas toujours maître des événemens ; Qu'enfin il ne lui reste plus qu'à publier son Remède, puisque, au lieu d'un seul Malade, il en a manqué plusieurs.

Il ne nous est jamais permis de compromettre ou de déceler les Malades ; mais je désignerai si bien & si clairement (pour le seul M. de *Torrès*) quelques-uns de ceux qu'il a manqués, qu'il ne pourra les méconnoître.

J'interpelle ici M. de *Torrès* : je lui demande si le Malade dont il est parlé dans ma premiere Lettre, n'a pas été près de cinq mois chez lui ; s'il ne l'a pas fait saliver ; si la résistance du mal est provenue de l'indocilité du Malade, & s'il n'eſt pas ſorti de ſes mains au même état qu'auparavant ? J'ai vû le Malade avant que le Docteur l'entreprît, & je ſçai que lorſqu'il a quitté les remèdes, les ſymptômes vénériens, ſans avoir été accompagnés d'aucun accident, ſubſiſtoient encore. Dans le tems que j'ai cité pour la premiere fois ce Malade, il étoit ſous l'archet dans la Maiſon du Docteur ; M. de *Torrès* ne peut l'avoir oublié, & cette circonſtance ſuffit pour lui rappeller nettement le fait. J'obſerve en paſſant que le Chirurgien de 150 lieues que M. de *Torrès* a traité avec autant de ſuccès que ce premier Malade, n'a pas été plus exempt de ſalivation. Je n'accuſe point ſon Mercure d'avoir produit cet effet : M. *Mouton* Dentiſte atteſte que les frictions du Docteur ne ſont pas ſujettes à cet inconvénient ; une autorité d'un tel poids décide. Mais je tire cette conſéquence : lorſque M. de *Torrès* voit ſon ſpécifique en défaut, il a donc recours aux procédés ordinaires ?

2°. M. de *Torrès* a-t'il guéri cet homme attaché à la Maiſon de P * * * * auquel on l'a forcé de rendre l'argent qu'il en avoit reçu ? Le fait eſt ſi notoire, qu'il n'a pas beſoin d'autre explication.

3°. Le Domeſtique dont j'ai décrit l'horrible état dans ce Mémoire, & que j'ai guéri bien réellement, étoit dans le cas des maux opiniâtres. Non-ſeulement M. de *Torrès* ne l'a pû guérir après un traitement de trois mois & demi qu'il évalue modeſtement, comme je l'ai dit, à 50 jours ; mais encore il l'a jugé incurable.

4°. J'ai traité après M. de *Torrès* une Perſonne de conſidération & attachée à la Cour, qui a ſubi deux fois ſon Remède. Le fait eſt trop récent, pour que le Docteur héſite un inſtant à la reconnoître. La ſeconde fois que le Malade eut recours à M. de *Torrès*, ſes jambes & ſes cuiſſes s'enflérent, ce qui fit ceſſer fort à propos l'uſage de la ſalubre Pomade. Enſuite les chancres qui faiſoient tout le fonds de la maladie devinrent durs & calleux. Je ne rapporte ces circonſtances que pour aider la mémoire du Docteur, & l'empêcher de confondre.

5°. Il y a quelque-tems qu'il est sorti de chez moi une autre Personne que le Docteur a manquée de même, & que j'ai guérie. C'est un Malade que j'invitois dans ma troisiéme Lettre M. de *Torrès* à venir voir chez moi. Pourquoi ne l'a-t'il pas voulu voir ? C'est qu'il appréhendoit sans doute que ce Malade en ma présence ne l'eût sommé de lui rendre le Billet qu'il avoit exigé de lui, & qui paroît avoir été fait pour argent prêté (précaution très-innocente s'il eût guéri le Débiteur, mais qui par l'événement change de nature). Cette indication suffira-t'elle au Docteur ?

6°. M. de *Torrès* a-t'il oublié ce Domestique Anglois, qui d'entrée de jeu lui compta vingt-cinq louis d'or, & peut-il se vanter de l'avoir guéri ? Plusieurs Chirurgiens qui l'ont vû ainsi que moi sortant de ses mains, seroient en état de le démentir ?

7°. Lui rappellerai-je encore cet Officier de Maison & sa Compagne de fortune qu'il a traités conjointement sans aucun succès, dans la Maison de la Dame *** rue des Gravilliers. La guérison de ce Malade avoit échoué auparavant entre les mains du sieur *Mollée*. Ainsi le Malade a eu le désagrément d'être obligé de confier son mal à quatre personnes, au Sieur *Mollée*, à M. de *Torrès*, à moi qu'il a simplement consulté, & au Chirurgien qui l'a guéri.

Voilà sept Malades manqués dont je suis bien sûr. Si ce sont les seuls, il faut en louer Dieu. Mais je ne conseillerois à personne d'envier l'efficacité d'un Remède sujet à de pareils caprices.

M. de *Torrès* se méprend aussi quelquefois. Son zèle pour la guérison des maux vénériens ne lui fait voir partout que vérole, ou dartres véroliques. Je ne citerai plus l'exemple du Chirurgien de 150 lieues ; j'en ai un beaucoup plus récent.

Le Docteur a eu un Procès au Châtelet avec un Officier de *** qu'il prétendoit avoir guéri de la vérole. L'Officier ne convenoit pas (comme il ne convient pas encore) de la guérison, & il vouloit se faire restituer l'argent qu'il avoit donné au Docteur. Si M. de *Torrès* a réellement

guéri

guéri ce Malade, on lui a fait un Procès injuste ; mais il est question d'abord de sçavoir si ce Malade avoit la vérole. M. *Astruc* & M. *Morand*, qui avoient examiné le Sujet, ont décidé qu'il ne l'avoit pas. Si ce Docteur veut soutenir que son Malade avoit la vérole, ce Malade n'est pas guéri : il vient de me consulter sur son état qui est précisément le même qu'avant le traitement du Docteur. De plus M. de *Torrès* lui-même a plusieurs fois écrit au Malade qui est en campagne, qu'il n'attendoit que son retour pour achever sa guérison. Ainsi M. de *Torrès* n'ayant pas guéri ce Malade, il devoit équitablement lui restituer sans Procès l'argent qu'il en a touché. Si le Sujet n'avoit pas la vérole, comme j'en suis sûr, pour l'avoir bien examiné, le Docteur n'a rien connu à sa maladie, & il a plaidé très-injustement pour garder ce qu'il a induement reçû.

On ne manquera pas d'opposer au petit nombre de Malades qui ont malheureusement échappé à l'efficacité du nouveau Remède, une foule de guérisons attestées par de magnifiques Certificats. Mais ces guérisons vrayes ou fausses ne détruiront pas au moins le fait des sept guérisons manquées ; ainsi j'aurai toujours prouvé ce qui fait l'objet de mes Lettres, je veux dire l'insuffisance du Remède de M. de *Torrès*. Par là, le reproche de calomnie qu'on a tant répété contre moi, est très-calomnieux lui-même & retombe sur M. de *Torrès* ; car enfin j'articule des faits précis dont les témoins sont en état de s'élever & de le confondre, & lui qu'a-t'il produit contre moi? De vaines récriminations, des allégations vagues & beaucoup d'injures. C'est donc lui qui est véritablement le calomniateur, puisque de tous les Malades qu'il me reproche d'avoir manqués, il n'a pû m'en désigner un seul. D'un autre côté j'ai rempli l'objet du défi qu'il a refusé d'accepter, & par conséquent mon Remède est bien constaté supérieur au sien, puisque de sept Malades manqués par l'usage de son Mercure, j'en ai guéri trois radicalement. Au reste, si M. de *Torrès* prend le parti de nier les faits, ce que je lui défie de faire sans renoncer à la bonne foi, à l'honneur, à la probité, il faudra chercher les moyens de le convaincre d'une autre maniere.

Replique à M. MOLLÉE.

Venons à M. MOLLÉE : j'aurai bien-tôt fait avec lui, parce que la plûpart des moyens que j'employe contre M. de *Torrès*, répondent à l'Ecrit de ce Chymiste. Je vais discuter d'abord sans humeur, ce qu'il y a de personnel & d'injurieux contre moi dans sa Réponse ; ensuite j'examinerai de bonne foi les torts qu'il prétend que j'ai à son égard.

La *Récrimination*, arme redoutable & d'un usage légitime entre les mains de la vérité, maniée par le ressentiment & par la passion, est sans force, sans effet & portant à faux, nuit plus à celui qui l'employe qu'à celui qui en est l'objet. Ce moyen si familier à M. de *Torrès*, s'est trouvé du goût de M. *Mollée* ; mais ici, comme dans sa Lettre, il ne fait que rendre en d'autres termes ce qu'il a lû dans les Ecrits du Docteur.

Il assure pourtant que cette Lettre *contenoit des faits vrais, prouvés & utiles à la Société* ; & il ajoute en parlant de moi, *ce langage ne l'amuse pas, j'en suis fâché pour lui.*

J'avoue mon peu d'intelligence ; je n'entends point du tout cette Phrase. De quels faits veut-il parler ? Quels sont les faits qu'il a prouvés ? Est-ce pour lui, est-ce contre moi ? J'ai beau chercher dans sa Lettre ce qu'il prétend y avoir mis, je n'y trouve pas un seul fait prouvé pour ou contre personne, ni qui soit de la moindre utilité.

Je ne m'arrête pas à la frivole critique que M. *Mollée* fait du début de ma troisiéme Lettre. La forme de ces sortes d'Ecrits est fort indifférente au Public ; c'est toujours sur le fond qu'il juge. Je passe aussi plusieurs petits traits qu'il semble décocher à la dérobée, comme quand il dit : *Qu'on ne m'apperçoit pas seulement.* Est-ce que M. *Mollée* prétendroit faire lui-même quelque sensation ? Je le croyois bien plus modeste. L'écho de M. de *Torrès* ne s'en tient pas à ces minuties ; il me fait, d'après le Docteur, des reproches graves. » Je ne sçai, dit M. *Mollée*, pourquoi M. » *Dibon* attend que je lui prouve qu'il a manqué des Ma-

» lades. Il me permettra de me dispenser de ce soin, puis-» qu'il est publiquement connu que le Remède qu'il em-» ploye réussit assez rarement. Le sçavant M. *Astruc* en a » apprécié la valeur «. Voilà le langage de M. de *Torrès*; c'est toujours M. *Astruc* qu'on m'oppose. Voyons donc ce que M. *Astruc* dit de mon Remède. Je remue à regret cette vieille querelle; mais comme il y a bien de l'apparence que ni M. *Mollée* qui parle, ni même le Docteur qu'il copie, n'ont point lû l'Ouvrage de M. *Astruc* & qu'ils ne le citent qu'au hazard, je vais leur mettre sous les yeux tout ce que cet éloquent Médecin a écrit contre ma Méthode.

Le Livre de M. *Astruc* contient un Catalogue nombreux de tous les Ouvrages qui traitent des maux vénériens, depuis l'époque de la Maladie jusqu'à notre tems. Or comme en 1724 & 1725. j'ai publié deux volumes sur cette matiere, M. *Astruc* n'a pas manqué de les insérer dans son Catalogue, avec des qualifications qu'il n'auroit pas sans doute hasardées, s'il avoit été mieux instruit. Je ne rapporterai point ce qu'il dit très-vaguement & très-faussement de ces deux volumes qu'il attribue à un Médecin de la Faculté ; j'ai rétabli la vérité des faits dans le tems, je n'irai point m'engager ici de nouveau dans une discussion inutile. Il ne s'agit que de mon Remède, & je vais représenter très-fidèlement le jugement qu'il en a porté. Le judicieux Traducteur du Livre de M. *Astruc* (1) a omis dans sa version ce long Catalogue, comme érudition superflue pour l'Instruction des jeunes Chirurgiens ; mais tant pour moi que pour M. *Mollée* qui probablement n'a pas consulté le texte, j'ai fait traduire exactement les deux Articles, où selon lui, ma Méthode est apréciée. Voici le premier.

» On dit que, pour guérir la vérole, ce Chirurgien fait » prendre à jeun un Bol fait avec du Précipité blanc de Mer-» cure adouci par plusieurs lotions, & un demi grain de » poudre d'Algarot, & qu'il fait boire là-dessus deux li-» vres de Tisanne composée d'une légere décoction de Sal-» separeille & de follicules de Senné. Ce Remède le pre-

(1) M. *Jault*.

» mier jour donne des nausées, & de fréquentes envies de
» vomir, bien-tôt suivies d'un vomissement qui fatigue beau-
» coup le Malade. Mais l'usage réitéré de la Tisanne purga-
» tive raméne si bien les évacuations par bas, qu'il ne sur-
» vient aucune salivation, ou qu'elle est du moins très-
» legere ; ce qui suffit, à ce qu'il prétend, pour guérir ra-
» dicalement la vérole. Cependant, comme on ne peut ja-
» mais bien s'assurer de la nature des *Secrets*, parce qu'on
» les déguise ordinairement de mille manieres, pour ne
» point faire à ce Chirurgien de mauvaise querelle, accor-
» dons-lui premiérement, que son Secret si vanté est très-
» différent du Remède que je viens de décrire, & absolu-
» ment de toute autre nature, quelle qu'elle puisse être ;
» il est sûr au moins que c'est une préparation de Mer-
» cure. Accordons-lui secondement, que son Remède est
» des plus doux, & en même-tems des plus efficaces. Pas-
» sons-lui en troisiéme lieu, que c'est une préparation très-
» bien faite, & qui n'a aucune qualité corrosive. Voilà sans
» doute bien des avantages ; mais ce n'est pas encore assez.
» Passons-lui enfin, que ce Remède est toujours administré
» à propos & dans la dose qui convient aux forces, à
» l'âge, au tempéramment, au sexe, & à la nature de la
» maladie. Il ne pourroit à ce qu'il me semble exiger de
» personne plus d'équité. Mais que s'ensuit-il ? Faudra-t'il
» pour cela préférer sa Méthode à l'usage bien entendu
» des frictions ? Non certainement : car cette Méthode,
» comme j'ai dit au liv. 2. chap. 12. de mon Ouvrage,
» en parlant des préparations Mercurielles, sera souvent
» inefficace pour guérir une vérole invétérée & opiniâtre,
» ou si elle a quelquefois assez d'efficacité pour la guérir
» (ce qui arrive rarement), ses bons effets seront toujours
» fort inférieurs à ceux des frictions bien administrées,
» comme je l'ai prouvé au même endroit (1).

(1) DICUNT à Chirurgo illo, ad curationem luis venereæ, exhiberi manè jejuno ventriculo Bolum ex præcipitato Mercurio albo multiplici lotione mitigato, cum addito grani semisse Pulveris Algarot ; ac super bibendas præscribi libras duas ptisanæ ex levi decocto salsæparellæ & folliculorum sennæ. Hinc primis diebus nausea, vomituritio, imo verò vomitio laboriosa proritatur ; sed

On voit d'abord par ce détail que M. *Astruc* argumente à la lettre sur des *Oui-dire*. C'est d'après ce qu'on lui a dit (*Dicunt*), qu'il lui plaît de me composer un Remède tout aussi différent du mien, que je differe de principes avec mes deux Adversaires. Ma prétendue Tisanne Purgative n'est encore que son ouvrage ; j'ai décrit dans le 3e tome de mon Livre la vraye composition de la mienne, & je ne la mets en usage que quand le Mercure paroît disposé à se porter à la bouche, ce qui arrive très rarement. Mais que conclut-il enfin contre mon Remède ? Que la description qu'il en fait peut n'être après tout qu'une conjecture ; que cependant, quel qu'il puisse être, c'est une préparation Mercurielle, & qu'en cette qualité ma Méthode est bien inférieure aux frictions. Que M. *Mollée* joigne toutes ses lumieres à celles du Docteur Espagnol, je le défie de trouver-là le moindre fondement au reproche qu'ils s'acharnent l'un & l'autre à me faire, en me renvoyant toujours à M. *Astruc*. J'ai fait plusieurs fois de pareils défis à M. *Astruc* lui-même ; il n'a jamais produit un seul fait contre mon Remède. Il y a plus : j'ose attester la bonne foi de M. *Astruc* sur le témoignage que feu M. *Silva* me rendit un jour, en lui parlant de ce Remède : » j'en ai vû des ef-

deinceps usu iterato ptisanæ purgantis, omnia per inferiora ita deturbantur, ut nullus vel levis tantùm ptyalismus superveniat, quo tamen confidit ille luem veneream radicitus extirpatum iri. Verumtamen, cum nunquam satis certa sit Arcanorum exploratio, ut quæ deditâ operâ mille modis fucari soleant, ne quid in Chirurgum illum peccemus imprudentes ; Demus *primum*, Arcanum quo gloriatur à proposito Remedio omninò diversum, alterius qualiscumque naturæ esse. At certè aliquod unum est à præparatis Mercurialibus. Demus *iterum*, è numero blandiorum esse quorum tuta est efficacia. Demus etiam *tertium*, ritè confectum præparatumque facultatis rodendi omninò expers esse. Ea quidem maxima sunt, necdum tamen satis. Demus ergo *quartum*, arcanum illud tempestivè semper & cautè adhiberi, eâque dosi quæ ægrotantium viribus, ætati, temperamento, sexui, morbo, conveniat. Ille sanè æquiorem animum à nemine posset exposcere. Quid indè porrò ? An ideo futurum est ut curatoria methodus quam ille adhibet legitimæ hydrargyrosi præferenda sit ? Nullo modò prorsùs. Sed methodus illa, ut de usu præparatorum Mercurialium suprà dictum est libro II. cap. 12. in curandâ lue venereâ inveteratâ atque difficili plerumque inefficax erit ; & si quando satis efficax sit, quod rarum futurum est, nihilominus tamen etiam tum longo concedet intervallo legitimæ inunctionum Mercurialium administrationi, ut ibidem probatum fuit (*Joh. Astruc. De Morbis Venereis.* Edit. 2. Lib. 9. pag. 1065 & 1066.)

» fets ſurprenans (lui diſoit ce grand Médecin, le moins cré» dule & le plus défiant des hommes, en fait de guériſons extraordinaires) » M. *Dibon* traite la vérole à peu près » comme nous traitons les maladies contagieuſes ; il porte » ſon Remède du centre à la circonférence ; il ſuit préci» ſément la route du chile «.

Un pareil jugement porté par un de nos premiers Praticiens, & ſûrement en connoiſſance de cauſe, fit apparemment quelque impreſſion ſur M. *Aſtruc*. Car pourquoi ſuppoſeroit-il gratuitement que mon Remède a toutes les qualités qu'il énonce ? Pourquoi ſe contenteroit-il de le ſubordonner aux frictions ? On peut en tout cas oppoſer l'autorité de M. *Silva* à la ſienne. Toutes les connoiſſances que M. *Aſtruc* étale dans ſa théorie, M. *Silva* les avoit éminemment en expérience. Il avoit bien examiné ma Méthode, ce que n'a jamais fait M. *Aſtruc* ; il en connoiſſoit exactement la marche, & c'eſt pour avoir ſuivi pluſieurs Cures opérées heureuſement ſous ſes yeux, qu'il me rendoit juſtice en toute occaſion. Au reſte, ſi M. *Aſtruc* a voulu déprimer mon Remède, je l'ai ſolidement juſtifié dans le troiſiéme tome de mon Ouvrage, & j'y renvoye mes Adverſaires. Ils verront comment j'établis la néceſſité de nétoyer les premieres voyes, qui dans les maux vénériens ne ſont jamais exemtes de vice ; que pendant l'uſage de mon Remède, les alimens que prend le Malade ne pouvant plus participer à la corruption, & le chile n'étant plus vicié, les levains véroliques répandus dans toute l'habitude du corps n'acquiérent point de nouvelles forces ; que par conſéquent avec ma Méthode une diette rigoureuſe eſt non-ſeulement inutile, mais même deviendroit nuiſible ; qu'enfin j'ai ſçu vérifier la maxime de *Paracelſe*, qui du moins connoiſſoit bien le Mercure, & qui vouloit qu'on l'adminiſtrât par la ſeule voye des alimens (1). Mes Adverſaires verront encore, que j'ai fait autrefois à M. *Aſtruc* la même propoſi-

(1) Je ne condamne point pour cela l'uſage des frictions. Avant que d'avoir trouvé mon Remède, je les employois moi-même avec ſuccès, & je les préférerai toujours à toutes les Méthodes particulieres dont l'efficacité ne ſera point garantie par une longue expérience.

tion qu'à M. de *Torrès*, en lui déférant le choix des Malades que nous nous chargerions de traiter, lui par les frictions, moi par ma Méthode. Je ne ſçai ſi M. *Aſtruc* eſt revenu de ſes préventions ; mais le ſilence qu'il a gardé depuis ma Réponſe, ne confirme pas ce que l'ignorance ou la paſſion prétend trouver contre moi dans ſa prétendue cenſure.

M. *Aſtruc* à l'occaſion d'un Ouvrage du Sieur *Pointet*, me fait encore quelques égratignures. » Ce Chirurgien, dit- » il, s'élève vivement contre le Sieur *Dibon*, & ils plai- » dent avec aigreur pour la ſupériorité de leurs Remèdes. » Il me ſemble voir deux aveugles, qui auſſi jaloux d'un » amas de charbons qu'ils ont déterré, que s'ils avoient » trouvé un tréſor, s'en diſputent la poſſeſſion « (1). On voit qu'ici M. *Aſtruc* n'a voulu qu'égayer ſon ſtyle par une comparaiſon tirée d'un ancien Adage (2) ; comparaiſon qui ne dit rien & ne prouve rien. Cette mauvaiſe plaiſanterie n'a pas réuſſi à M. *Aſtruc*. J'ai démontré dans ma Réponſe, qu'il n'avoit lû aucun des Ecrits ſur leſquels il fondoit mal-à-propos l'idée de cette prétendue diſpute ; je lui ai fait voir qu'il n'y a jamais eu de conteſtation entre *Pointet* & moi pour la qualité de nos Remèdes, mais pour des faits particuliers dont je demandois juſtice, & que cette conteſtation a fini par une réparation authentique que *Pointet* a été forcé de me faire en préſence de feu M. *Andry* (3).

Quand on a bien approfondi la critique de M. *Aſtruc*,

(1) Acriter invehitur in Rogerum Dibon, Chirurgum de quo ſuprà ad annum 1724, qui & ipſe de ſuo gloriatur arcano, quo cum acerbè litigat utrum utri præſtet remedium, an ſuum illius remedio, an remedium illius ſuo. Cæcos duos mihi videre videor, qui de cumulo carbonum effoſſo ſuperbiunt, quaſi de invento Teſauro, & ad utrum potiori jure pertineat inter ſe decertant. (Ibid. l. 9. p. 1070).

(2) Un Profeſſeur d'Humanités de ma connoiſſance qui a lû le Livre de M. Aſtruc *per la bella Latinita*, y a remarqué un nombre infini d'expreſſions ſemblables empruntées des anciens Auteurs, & que cet Ecrivain n'affecte, à ce que dit mon Latiniſte, que pour orner ſa diction, *Elegantiæ cauſâ*. On peut voir entre autres l'article du feu Sr. *Bouez de Sigogne*, que M. *Aſtruc* fait maltraiter par *Térence*, *Horace* & *Phedre*, avec qui probablement le pauvre *Sigogne* n'avoit jamais rien eû à démêler.

(3) Voyez le troiſiéme Tome de mon Ouvrage.

n'a-t'on pas lieu d'être surpris que M. *Mollée* sur-tout se soit avisé de m'en faire une objection ? Comment n'a-t'il pas vû que M. *Astruc* ne dit rien dans ces deux articles qu'on ne puisse appliquer à ce Chimiste, & rétorquer presqu'entiérement contre lui ? L'histoire prétendue de mon Remède, où M. *Astruc* finit par avouer qu'il ne connoît rien, n'est-elle pas à plusieurs égards & bien plus vraisemblablement l'histoire de la *Quintessence* ? Si M. *Mollée* feint de l'y méconnoître, qu'il lise le 12e chapitre du second Livre de M. *Astruc* : il verra ce qu'il pense sans exception de toutes les dissolutions de Mercure, & par conséquent de la sienne, quelle qu'elle puisse être.

Le reproche de caducité fait à mon Remède par M. de *Torrès* & M. *Mollée*, est le langage du Charlatanisme. Ces Messieurs croyent-ils donc que l'Art de guérir suive les caprices de la mode, & qu'il en soit des vrais Spécifiques comme de ces compositions spécieuses, de ces mauvais palliatifs à qui le goût de la nouveauté donne une vogue passagere ? N'est-ce pas au contraire le tems qui accrédite les Remèdes ? Le mien étoit nouveau il y a 36 ans ; heureusement il a vieilli, & j'ai tout lieu de me flatter qu'il me survivra.

M. *Mollée* dans sa Réponse révendique la qualité de Chymiste que je ne lui ai jamais contestée. Quand j'ai dit en parlant de lui, *soi-disant Chymiste*, je n'ai employé cette expression que parce que je ne lui connois cette qualité de Chymiste que sur son propre témoignage. Je suis charmé d'apprendre de lui que dès sa jeunesse il a cultivé une aussi belle Science que la Chymie, & je l'en félicite.

M. *Mollée*, Chymiste donc, est encore fâché du reproche que je lui ai fait d'ignorer la Chirurgie. Mais je ne pouvois point deviner, non plus que le public qui sûrement ne s'en doute pas, que M. *Mollée a travaillé pendant* TROIS ANS *sous deux Chirurgiens*, qu'il a fait plusieurs cours de Botanique, & *qu'il traite depuis trente ans* (sans mission & sans caractére) *les Maladies vénériennes*. C'est dequoi M. *Mollée* nous instruit, & je l'en crois sur sa parole.

En

En donnant à M. *Mollée* le nom de *Docteur à Secrets*, je n'ai pas prétendu lui faire une injure ; car ce nom n'est injurieux que pour les Empiriques & les Charlatans. Mais sa Quintessence, quoi qu'il en dise, n'est pas tout-à-fait un Secret pour moi. On trouve par-tout dans les Livres des dissolutions de Mercure, & j'ai publié moi-même il y a plus de 25 ans une de ces Dissolutions fort ressemblante à la sienne, mais qui n'est point à la vérité déguisée par aucun Sirop.

A l'égard de mon Remède, je conviens que c'est un Secret, mais Secret que j'ai déposé, comme je l'ai dit, entre les mains du Roi, pour qu'il cesse de l'être après ma mort, & dont je n'ai plus que l'usufruit. Avant d'en faire le dépôt, j'en lûs la composition à M. *Dodart*, alors premier Médecin du Roi, à M. *Boudin*, & à M. *Marechal*. Si l'on refuse de m'en croire, pourra-t'on douter de ma bonne foi, quand j'aurai fait la même lecture à M. de *Senac* & à M. de la *Martiniere* ?

Au reste, il a paru de tout tems des possesseurs de Secrets qui ont eu des contradicteurs, & qu'on a d'abord peu distingués des *Secretistes* de profession. Mais une longue expérience & des succès multipliés ont fait estimer leurs découvertes, & leur ont fait redonner le rang dû aux hommes vraiment utiles. Ainsi la Poudre des Jésuites appellée depuis *Quinquina*, l'*Ypecacuana*, le *Kermes*, & plusieurs Remèdes semblables, n'ont été dans leur origine que des Secrets particuliers dont ont joui leurs possesseurs, & que l'on a rendus publics après les avoir bien éprouvés. Ainsi de nos jours M. *Daran* a vû ses travaux récompensés par une confiance générale, qui est la véritable source de la réputation & de la fortune. La façon de préparer & d'administrer l'Onguent Mercuriel en frictions est commune à tous les Praticiens ; cependant chaque Praticien a sa Méthode particuliere qu'on peut regarder comme son Secret, & qui fait préférer certains Maîtres à d'autres. Il ne faut donc pas que M. *Astruc* croye avoir tout dit d'un Remède dont il ignore la composition, lorsqu'il a prononcé que c'est un

Secret, ARCANUM. Ce mot ſi ſouvent répété dans ſes éloquentes invectives, ne ſignifie par lui-même rien de dangereux ni de mépriſable. Un *Secret* dans le ſens abſolu eſt un objet indifférent qui peut être bon ou mauvais. Or pour pouvoir attacher au mien (puiſque mon Remède en eſt un) l'idée générale & très-vague qu'il veut donner de tous indiſtinctement, pour être en droit de le mépriſer & d'en inſpirer le mépris aux autres, il y avoit deux choſes eſſentielles à faire. Il devoit premiérement s'attacher à le connoître au moins par ſes effets, & prouver enſuite ſolidement ce qu'il y trouvoit de défectueux. Mais M. *Aſtruc* a cru que ſon autorité ſeule & de beau latin le diſpenſoient de la diſcuſſion & des preuves.

Quoi qu'il en ſoit, M. *Mollée* peut me rendre tant qu'il voudra le nom de *Docteur à Secret*, je n'en marquerai point de mauvaiſe humeur. Mon Secret eſt de très-vieille date, & c'eſt par-là qu'il m'eſt cher. Je l'ai vû ſurvivre à la plûpart de ceux qui ſont ſurvenus depuis ; il me réuſſit aujourd'hui comme dans ſa nouveauté, & je ſuis bien ſûr qu'un jour ſa publicité le juſtifiera pleinement.

Pourſuivons les griefs de M. *Mollée*. » Il y a eu, dit-il, » de ma part plus que de l'imprudence à vouloir décrier ſon » Remède. Les épreuves qui en ont été faites à Bordeaux, » ſous les yeux des gens de l'Art & des Magiſtrats, lui ont » mérité un Privilége que je devois reſpecter «. Je ne conteſte point des faits atteſtés par de très-ſages Magiſtrats, & par d'habiles Praticiens ; ils ont vû des Malades guéris par la Quinteſſence de M. *Mollée*, ils n'ont pû que certifier ce qu'ils avoient vû. Mais moi qui connois de longue main toutes les illuſions des Palliatifs, & ſur-tout des Diſſolutions de Mercure, je puis, ſans bleſſer des témoignages que je reſpecterai toujours, me défier de la plûpart de ces Cures, & douter qu'elles ſoient radicales.

Il eſt vrai que M. *Mollée* m'a écrit la Lettre qu'il rapporte, & qu'il m'a invité à venir chez lui voir adminiſtrer un Malade. Mais s'agit-il de ſa façon d'opérer & d'adminiſtrer ſon Remède ? Qu'aurois-je vû chez M. *Mollée*?

Il m'auroit présenté un Malade, j'aurois suivi son traitement, & je me serois assuré de la disparution des symptômes. Mais, je l'ai déja dit, il n'est pas question d'une Cure momentanée; j'ai vû des effets étonnans opérés par des Palliatifs, & je suis sûr de ne rien trouver de nouveau pour moi ni chez M. *Mollée* ni chez M. de *Torrès*.

S'il est vrai, comme je le crois, puisque M. *Mollée* l'assure, que plusieurs personnes de la Profession sont journellement témoins des Cures qu'il opére, il faut que ces Praticiens ne soient gueres occupés eux-mêmes, & je plains en vérité les Malades qui sont l'objet de leur curiosité. Pour moi, je n'offre à personne d'assister au traitement des miens; je les guéris sans l'appareil du spectacle. Toute mon attention au contraire est de les dérober aux regards, & à la connoissance de toute la terre. J'aime mieux faire un peu moins de bruit, & que la plûpart de mes Cures soient parfaitement ignorées, que d'exposer indiscrettement la délicatesse d'aucun Malade.

M. *Mollée* revient souvent sur l'excellence de son Remède, & il m'accuse de le déprimer sans le connoître. On sçait que toutes les dissolutions de Mercure sont nécessairement corrosives, parce qu'elles se font avec des caustiques qui laissent toujours dans la liqueur une grande partie de leurs pointes; ce qui fait qu'on ne peut les prendre dans aucune sorte de métal, ou leur impression est sensible. Or M. *Mollée* convient, que sa Quintessence est un Mercure dissout, réduit en liqueur; elle est donc plus ou moins chargée de sels ou de particules caustiques, & ne peut qu'être fort nuisible, sur-tout à des estomachs un peu délicats. Le premier Malade que j'ai vû sortant des mains de M. *Mollée* avoit bien ressenti cette causticité; on peut voir à cette occasion la note de ma premiere Lettre pag. 8. Ainsi quand je me suis contenté de ranger la Quintessence dans l'ordre des Remèdes incertains, je crois avoir fait beaucoup de grace à M. *Mollée*; je devois ajouter que l'usage en est évidemment dangereux.

Mais ne soyons pas moins indulgens que M. *Astruc*:

Passons à M. *Mollée*, que sa dissolution de Mercure n'a rien de caustique ou de corrosif. En admettant cette supposition, je soutiens, 1°. Qu'elle ne détruira jamais certains degrés de vérole comme ceux où les parties osseuses seront affectées. 2°. Qu'elle est purement palliative à l'égard des véroles récentes dont elle ne fait que dissiper les symptômes extérieurs, en émoussant pour quelque-tems l'activité du virus. Telles étoient les fumigations de M. *Charbonnier* qui n'ont été décréditées que par le retour des accidens véroliques. M. *Charbonnier* avoit fait quelques guérisons en Province ; il étoit muni de Certificats aussi authentiques que tous ceux que M. *Mollée* a rapportés de Bordeaux ; c'étoit M. *d'Angervilliers*, Sécretaire d'Etat de la Guerre, qui l'avoit fait venir à Paris. Cependant la protection du Ministre & quelques succès apparens, n'empêcherent point que son Remède ne fût bien-tôt abandonné. M. *Mollée* espere-t'il d'être plus heureux ? Certainement les fumigations étoient beaucoup moins dangereuses que l'usage de son Mercure dissout dans l'eau forte ou par l'esprit de Nître, qui sont les seuls dissolvans de ce Minéral.

Que le Remède de M. *Mollée* soit insuffisant, il en fournit lui-même la preuve. Dans son Ecrit intitulé : *Méthode de traiter les Maladies vénériennes &c* ; on lit à la page 32. » *Nota* que dans le cas où le mal sera compliqué » ou extrêmement invétéré, ou que le Malade aura inuti- » lement passé par les Remèdes, il sera nécessaire que l'on » prolonge & que l'on régle la préparation, selon l'exi- » gence & la variété des circonstances, & que le Malade » prenne alors l'avis de quelque personne de l'Art ».

De ce raisonnement il s'ensuit, que le Remède qu'on nous représente comme très-*commode* & très-efficace, n'a aucune de ces qualités. Il n'est dans beaucoup de cas rien moins que commode, puisqu'il faut en prolonger ou en varier la préparation, suivant les circonstances de la maladie. Il est encore très-peu sûr, puisqu'il exige tant de précautions. Car pourquoi prescriroit-on aux Malades de prendre l'avis d'un Praticien ? Les ſymptômes qui caractériſent une maladie manquée ou invétérée ſont-ils plus difficiles à connoître que ceux d'une maladie récente ? En vérité les 30 années de pratique dont M. *Mollée* veut qu'on lui tienne compte, & les trois ans d'aprentiſſage qu'il a fait chez deux Chirurgiens, lui ont donné bien peu de lumieres ſur les maladies qu'il entreprend de traiter.

Mais M. *Mollée* veut des faits qui conſtatent l'inſuffiſance & l'incertitude de ſon remède, il faut donc lui donner des faits. Il nie d'abord celui du Malade que je prétens qu'il a manqué. Je voulois m'épargner une diſcuſſion qui ne peut être que déſagréable pour lui ; mais puiſqu'il m'oblige de déſigner le ſujet dont il eſt parlé dans ma troiſiéme Lettre, je lui défie de le méconnoître aux indications ſuivantes. Le Malade dont il s'agit eſt le même Officier de Maiſon qu'a manqué M. de *Torrès*, après deux mois de traitement. Ce Malade n'étoit pas ſeul ; il avoit avec lui une femme que M. *Mollée* a traitée & manquée de même.

M. *Mollée* ſemble s'inſcrire en faux contre la Lettre du Chirurgien de Bordeaux que j'ai rapportée dans ma troiſième Lettre. J'avois ſupprimé le nom de ce Chirurgien par ménagement pour M. *Mollée*, que je voulois ſeulement mettre ſur la voye. Mais M. *Mollée* veut qu'on nomme tout, il veut être publiquement convaincu ſur tout ; il faut le ſervir à ſon gré. L'Auteur de la Lettre en queſtion eſt M. *Gouteyron*, Maître en Chirurgie de la Ville de Bordeaux. Il connoît bien M. *Mollée*, & ne lui peut être inconnu. Voilà donc mon garant du fait de la Nourrice manquée par la Quinteſſence. Si cette Nourrice a été guérie dans la ſuite, on voit par le récit du fait que ſa guériſon n'a pas été opérée par le ſeul uſage de cette Quinteſſence, mais qu'on a eu recours à d'autres Remèdes. Ainſi M. *Mollée* eſt du moins dans le cas de M. de *Torrès*, qui s'aide des Remèdes ordinaires, lorſque le ſien ne réuſſit pas.

Je ſuis fâché pour M. *Mollée* que la premiere Lettre de M. *Gouteyron* n'ait pas ſuffi pour le convaincre de l'idée qu'on a de sa Quintessence à Bordeaux. Il me met dans la nécessité d'en produire une autre du même datée du 13 Juillet dernier.

» Je n'ai pû être instruit comme j'aurois voulu des opé» rations, & de l'effet du Remède du Sieur *Mollée*. Dans » une Ville de Province tous ceux d'une profession sont » bien-tôt connus pour être favorables ou défavorables à » ceux qui débitent quelque nouveauté. Ayant été du » nombre des derniers par rapport au Remède du Sieur » Mollée, il me sera difficile d'avoir toutes les preuves » qu'on peut donner (& que j'espere d'avoir) sur l'ineffi» cacité de son Remède. Cependant en voici deux incon» testables. Je sçai, & un de mes Collégues n'a pû le nier, » qu'il passe actuellement une femme par les grands Re» mèdes qui fut traitée par l'Epouse du Sieur Mollée, con» jointement avec le Mari, qui par parenthèse mourut pen» dant l'usage du Spécifique. Et cette femme qui pour lors » n'avoit aucun symptôme de vérole, en a eu à foison après » l'usage du Remède.

» Un autre Collégue, (celui-ci ne doit certainement pas » être suspect, puisque c'est le Sieur *Felonneau*, qui a donné » divers Certificats de guérison, comme vous pourrez voir » dans la Brochure de Mollée) m'a dit il y a quelques jours » qu'il avoit vû en consulte dans un de nos Fauxbourgs un » malheureux dans le plus triste état, ayant le visage & la » bouche tout rongés d'ulceres véroliques, & qui a été » traité deux & trois mois entiers par l'Emissaire que Mol» lée a dans cette Ville. Et le Sieur *Felonneau* m'a dit à » ce sujet, qu'il pensoit que tous les Malades qui avoient » été ainsi traités auroient des récidives. Je vous en dirai » d'avantage une autre fois, où je serois trompé.

» Je suis &c.

C'est maintenant à M. *Mollée* à se justifier comme il l'entendra sur des faits qui me sont marqués par un homme très-digne de foi. Quant à la vérité des deux Lettres, il peut venir, quand il voudra, compulser chez moi les originaux; je suis prêt à les lui montrer, ainsi qu'à toute la terre.

Je n'ai plus qu'une observation à faire sur les vertus que M. *Mollée* attribue à sa Quintessence, pour la guérison des Gonorrhées.

J'ai dit, & je persiste à dire que ces maladies résistent au Mercure. Je respecte fort le sçavoir du docte Elève de *Boerrhaave* (1) ; mais aux 400 Gonorrhées qu'on prétend qu'il a guéries avec le Mercure, (à supposer ces guérisons véritables) on peut en opposer dix mille, où ce même Remède a échoué. M. *Mollée* cependant veut nous persuader qu'il en a guéri plusieurs, & une entr'autres sous les yeux *de dix personnes de l'Art*. De quel Art entend-il parler? Dix Maîtres en Chirurgie à la fois s'amuseroient-ils à être spectateurs de ses Cures? La guérison d'une Chaudepisse, proprement dite, & accompagnée des accidens ordinaires tels que l'inflammation & la cuisson, dépend autant des soins du Malade que de la qualité des Remèdes. Mais la Quintessence opére-t'elle dans ces écoulemens lents & insensibles, dans ces sputations opiniâtres qui pour avoir été négligées sont devenues presque incurables, & sont regardées par les plus grands Maîtres comme l'écueil de la Chirurgie. Et comment M. *Mollée* peut-il, contre l'analogie & l'expérience, attribuer à sa dissolution de Mercure la faculté de guérir ces Gonorrhées (2)?

M. *Mollée* récuse ici le témoignage d'un Praticien dont j'ai rapporté un fragment de Lettre, & c'est peu de le ré-

(1) M. le Baron de *Vanswietten*.

(2) Dans le traitement d'une Gonorrhée ou d'une Chaudepisse, j'administre quelquefois le Mercure ; mais ce n'est que comme un remède accessoire. Le Certificat suivant fera voir la raison de cet usage.

» Je certifie avoir guéri depuis environ quatre mois plusieurs Chaudepisses » avec des Remèdes que M. Dibon a bien voulu me procurer. Notamment » j'en ai guéri une à un Ecuyer obligé par son état de monter & dresser tous » les jours de jeunes Chevaux, ce qui est le plus opposé à ces guérisons. » Ce Malade, ainsi que les autres, a été guéri dans l'espace de dix à douze » jours, c'est-à-dire plus d'écoulement ni de douleurs. Je leur ai ensuite fait » faire usage pendant huit ou dix jours de quelque prise de son Mercure ; ce » sont les précautions de ce Chirurgien, dans la crainte que quelque rayon vi- » rulent ne se soit introduit dans le sang pendant le traitement, ou peut-être » même dans le tems des approches. En foi de quoi j'ai signé le présent Certi- » ficat, pour servir ainsi que de raison. A Paris le 15 Décembre 1754. *Signé* » HEBRARD, *Maître en Chirurgie*.

cuser, il voudroit faire soupçonner que c'est une pure supposition. Je respecte trop le Public, pour hazarder rien de semblable. Le fragment de Lettre en question est de M. le *Vacher*, Chirurgien Major de l'Hôpital Royal & Militaire de Besançon, & Membre de l'Académie Royale de Chirurgie. Ce grand Praticien est connu par ses talens & par ses Ouvrages. M. *Mollée* me feroit croire qu'il seroit lui-même capable de la petite supercherie qu'il me prête gratuitement: Et ne suis-je pas bien en droit de lui reprocher celle qu'il a faite, ou fait faire réellement depuis peu ?

Dans le Mercure de Septembre dernier pag. 216 & 217, M. l'Abbé *Raynal* annonce le Remède de M. *Mollée* Chymiste, & l'avis est terminé par ces mots : » DANS » l'Ecole de Médecine de la Faculté de Paris, & à l'Aca- » démie Royale de S. Côme, on a fait publiquement l'é- » loge de la Quintessence, *tant pour l'intérêt de la vérité* « *que pour le bien public*. Heureusement pour le bien public & pour l'intérêt de la vérité, M. l'Abbé *Raynal* a chanté la palinodie dans le Mercure du mois de Novembre suivant. On trouve à la fin du volume cette rétractation ainsi conçûe en forme d'Avis. » M. *Baron* Doyen de la Faculté » de Médecine de Paris, souhaite que le Public soit averti » que la Faculté n'a aucune connoissance du Remède du » Sieur *Mollée*, n'en a jamais entendu faire l'éloge dans ses » Ecoles, & ne lui a jamais accordé aucune approbation. » Le Sieur *Mollée* s'autorise aussi faussement du suffrage » de l'Académie Royale de Chirurgie, comme nous l'ap- » prenons par une Lettre de l'illustre M. *Morand* Sécre- » taire perpétuel de cette Académie «.

Si l'on demande pourquoi M. l'Abbé *Raynal* n'a pas rapporté cette Lettre qu'il étoit important qu'on vît ; c'est par la même raison qu'il n'a pas mis ma Réponse à M. *Morand*.

J'AI lû par ordre de Monseigneur le Chancelier la *Réfutation de deux Ecrits publiés en faveur de M. de Torrès*, & je n'ai rien trouvé qui en doive empêcher l'impression. A Paris ce 15 Janvier 1754.

GIBERT.

www.ingramcontent.com/pod-product-compliance
Ingram Content Group UK Ltd.
Pitfield, Milton Keynes, MK11 3LW, UK
UKHW020353220726
13923UKWH00004B/1621